Actualités sur la prise en charge des pathologies neurologiques à potentiel évolutif ?

A propos de la SEP et de la maladie de Parkinson

Dépôt légal : septembre 2014

I.S.B.N. : 978-2-84023-960-4
E.A.N. : 9782840239604

Imprimé en France par Présence Graphique - Monts.

XVIIe JOURNÉE DE MENUCOURT

Actualités sur la prise en charge des pathologies neurologiques à potentiel évolutif ?

A propos de la SEP et de la maladie de Parkinson

Sous la direction de
Pascale Pradat-Diehl, Véronique Salvator-Witvoët, Arnaud Griffon

Avec la participation de :

G. Amarenco, R. Assouad, C. Aymard, D. Bensmail, J.-P. Bleton, M. Bouvry, E. Brunaud, N. Chergui, B. Chevrier, T. Cruble, H. Cullin, P. Dumas, G. Ficheux, J. Floriat, J.-M. Gracies, O. Gout, A. Griffon, V. Griselle, A.F. Guillemain, A. Guinet, S. Hameau, I. Hernandez, P. Lacroix, D. Lambert, F. Le Breton, M.-A. Le Corre, P. Manceau, D. Mazevet, C. Mouzawak, A. Potet, P. Raibaut, V. Riol, V. Salvator-Witvoet , D. Verollet, V. Zingale, R. Zory

SAURAMPS MEDICAL
Le libraire du monde médical

11, boulevard Henri IV - 34000 Montpellier
E.mail : sauramps.medical@wanadoo.fr

Liste des Collaborateurs

G. AMARENCO : Service de Neuro-urologie et d'Explorations Périnéales, Hôpital Tenon, AP-HP - 4 rue de la Chine - 75020 Paris

R. ASSOUAD : Département des maladies du Système nerveux, Hôpital de la Pitié-Salpétrière – 47, bd de l'Hôpital -75013 Paris - Mail : rana.assouad@psl.aphp.fr

D. BENSMAIL : Groupement de Recherche Clinique et Technologique sur le Handicap (EA 4497), CIC-IT 805, Université de Versailles Saint-Quentin-en-Yvelines - 92380 Garches, France — Service de Médecine Physique et Réadaptation, Hôpital R. Poincaré, Assistance Publique - Hôpitaux de Paris (AP-HP) - 104 Bd R. Poincaré - 92380 Garches, France

J.-P. BLETON : Kinésithérapeute - Unité James Parkinson - Service de Neurologie - Fondation OPH A. de Rothschild - 25, rue Manin - 75019 Paris - jpbleton@fo-rothschild.fr — Doctorant (PhD Std) UMR-CNRS 7287 Institut des Sciences du Mouvement E.J. Marey - Faculté des Sciences du Sport - Aix-Marseille Université (AMU)

M. BOUVRY : Masseur-kinésithérapeute - C.R.R.F. La Châtaigneraie Convention, 48, rue de la Convention - 75015 Paris

E. BRUNAUD : Masseur-kinésithérapeute - C.R.R.F. La Châtaigneraie Convention, 48, rue de la Convention - 75015 Paris

N. CHERGUI : Médecin de Médecine Physique et de Réadaptation - C.R.R.F. La Châtaigneraie Convention, 48, rue de la Convention - 75015 Paris - n.chergui@la-chataigneraie.asso.fr

B. CHEVRIER : CMPR La Châtaigneraie-Menucourt, BP 30 - 95180 Menucourt

T. CRUBLE : CMPR La Châtaigneraie-Menucourt, BP 30 - 95180 Menucourt

H. CULLIN : CMPR La Châtaigneraie-Menucourt, BP 30 - 95180 Menucourt

P. DUMAS : Masseur-kinésithérapeute Cadre de Santé - C.R.R.F. La Châtaigneraie Convention, 48, rue de la Convention - 75015 Paris

G. FICHEUX : CMPR La Châtaigneraie-Menucourt, BP 30 - 95180 Menucourt

J. FLORIAT : Masseur-kinésithérapeute - C.R.R.F. La Châtaigneraie Convention, 48, rue de la Convention - 75015 Paris

O. GOUT : Service de Neurologie, Fondation Ophtalmologique A de Rothschild - 25, rue Manin - 75019 Paris - courriel : ogout@fo-rothschild.fr

J.-M. GRACIES : Laboratoire Analyse et Restauration du Mouvement, Service de Rééducation Neurolocomotrice, AP-HP, Hôpitaux Universitaires Henri Mondor - 51, av du Maréchal De Lattre De Tassigny - 94010 Créteil, France - jean-michel.gracies@hmn.aphp.fr

A. GRIFFON : CMPR La Châtaigneraie-Menucourt, BP 30 - 95180 Menucourt

V. GRISELLE : CMPR La Châtaigneraie-Menucourt, BP 30 - 95180 Menucourt

A.-F. GUILLEMAIN : CMPR La Châtaigneraie-Menucourt, BP 30 - 95180 Menucourt

A. GUINET : Service de Neuro-urologie et d'Explorations Périnéales, Hôpital Tenon, AP-HP - 4 rue de la Chine - 75020 Paris

S. HAMEAU : Groupement de Recherche Clinique et Technologique sur le Handicap (EA 4497), CIC-IT 805, Université de Versailles Saint-Quentin-en-Yvelines - 92380 Garches, France — Service de Médecine Physique et Réadaptation, Hôpital R. Poincaré, Assistance Publique - Hôpitaux de Paris (AP-HP) - 104 Bd R. Poincaré, 92380 Garches, France - Email: sophie.hameau@rpc.aphp.fr

I. HERNANDEZ : CMPR La Châtaigneraie-Menucourt, BP 30 - 95180 Menucourt

P. LACROIX : Service de Neuro-urologie - Hôpital Tenon, AP-HP, Hôpital Tenon, AP-HP - 4 rue de la Chine - 75020 Paris

D. LAMBERT : CMPR La Châtaigneraie-Menucourt, BP 30 - 95180 Menucourt

F. LE BRETON : Service de Neuro-urologie et d'Explorations Périnéales, Hôpital Tenon, AP-HP - 4 rue de la Chine - 75020 Paris - Mail : frederique.lebreton@tnn.aphp.fr

M.-A. LE CORRE : Ergothérapeute - C.R.R.F. La Châtaigneraie Convention, 48, rue de la Convention - 75015 Paris

P. MANCEAU : Service de Neuro-urologie et d'Explorations Périnéales, Hôpital Tenon, AP-HP - 4 rue de la Chine - 75020 Paris

Liste des Collaborateurs

D. MAZEVET : UF Spasticité/troubles sphinctériens, Département de MPR, Groupe Hospitalier Pitié-Salpêtrière – Assistance Publique-Hôpitaux de Paris - Charles Foix – 47, bd de l'Hôpital - 75013 Paris - dominique.mazevet@psl.aphp.fr

A. POTET : AP HP Hôpitaux Universitaires Pitié-Salpêtrière Charles Foix - Service de Médecine Physique et de Réadaptation - 75013 Paris France — Laboratoire d'Imagerie Biomédicale (LIB) - Inserm U1146 - Sorbonne Universités UPMC UMCR2 - CNRS UMR7371 Biomédicale - F-75005, Paris, France — Service de Médecine Physique et de Réadaptation - Groupe Hospitalier Pitié-Salpêtrière - 47-83 boulevard de l'hôpital - 75651 Paris Cedex 13 - alexia.potet@psl.aphp.fr

P. RAIBAUT : Service de Neuro-urologie et d'Explorations Périnéales, Hôpital Tenon, AP-HP - 4 rue de la Chine - 75020 Paris

V. RIOL : Educatrice Sportive - C.R.R.F. La Châtaigneraie Convention, 48, rue de la Convention - 75015 Paris

V. SALVATOR-WITVOET : Médecin de Médecine Physique et de Réadaptation Chef d'Etablissement - C.R.R.F. La Châtaigneraie Convention, 48, rue de la Convention - 75015 Paris

D. VEROLLET : Service de Neuro-urologie et d'Explorations Périnéales, Hôpital Tenon, AP-HP - 4 rue de la Chine - 75020 Paris

V. ZINGALE : Ergothérapeute Chef de service - C.R.R.F. La Châtaigneraie Convention, 48, rue de la Convention - 75015 Paris

R. ZORY : Laboratoire LAMHESS. UFR STAPS - 261, Boulevard du Mercantour - 06205 Nice, France

Sommaire

S'extraire du syndrome parkinsonien par l'acte moteur difficile et répété

J.-M. Gracies

Pour mieux réaliser la place que les traitements physiques rééducatifs des syndromes parkinsoniens (maladie idiopathique et syndromes atypiques) sont appelés à occuper dans les années à venir, il faut les replacer dans le contexte de l'évolution récente de nos progrès – et difficultés – thérapeutiques [1-4]. Ce n'est sans doute pas de l'aveuglement moderniste que de reconnaître qu'après l'individualisation du syndrome par James Parkinson en 1817, il a fallu 150 ans pour voir enfin se réaliser, à partir des années 1960, les grandes révolutions thérapeutiques, médicamenteuses avec la lévodopa puis chirurgicale avec la stimulation cérébrale profonde, dont nos patients bénéficient aujourd'hui [1, 5]. Ce sont ces révolutions qui ont permis de voir une maladie autrefois "incurable", aboutissant irrémédiablement à une rapide détérioration programmée et dont le nom même avait acquis une connotation angoissante dans l'imaginaire populaire, se normaliser en une affection qui aujourd'hui est devenue relativement bien contrôlée par les traitements et somme toute "vivable" pendant plusieurs années [4, 5]. En dépit de ces remarquables bonds en avant pharmacologiques et chirurgicaux du dernier demi-siècle, on finit tout de même par constater chez la personne atteinte d'une maladie de Parkinson, non seulement une aggravation des troubles cognitifs et même moteurs, certes plus lente qu'avant la dopathérapie mais qui reste inéluctable, mais aussi une autre affection qui se superpose à la maladie initiale, constituée par la dépendance notamment psychologique aux traitements dopaminergiques, et leurs effets secondaires intrinsèques y compris l'allongement des temps de réaction en général et l'altération des réactions d'équilibre en particulier [1, 5, 6-19].

Les données récentes sont aujourd'hui suffisantes pour penser qu'une troisième révolution se prépare, grâce aux techniques de travail physique, dont la première et inestimable valeur est l'innocuité quasi parfaite [2-4]. Pendant longtemps, les effets cliniques constatés à l'introduction des thérapies médicamenteuses puis chirurgicales ont été tellement spectaculaires qu'ils ont en quelque sorte "sidéré" à la fois le recours au traitement physique rééducatif pour les patients et la recherche active quant au perfectionnement de ces techniques d'entraînement, qui sont longtemps restés modestes [4, 20]. L'exercice physique et la kinésithérapie restent d'ailleurs aujourd'hui largement sous-exploités au regard des autres traitements, et ce malheureusement pour nos patients au vu des études ayant maintenant établi l'efficacité remarquable de nombre de techniques d'entraînement dans la maladie de Parkinson [4, 20]. Au contraire, on constate que les personnes affectées adoptent spontanément – c'est-à-dire sans aide extérieure, notamment professionnelle au début – un mode de vie physiquement moins actif (30 % moins actif en moyenne que des sujets sains dans certaines séries), ce qui provoque souvent une restriction sensorimotrice en plus d'un "déconditionnement" (perte de capacité d'effort cardiovasculaire) par inactivité, déconditionnement qui s'aggrave au fur et à mesure de l'avancement de la maladie [21-23]. Ce comportement inconscient mais auto-imposé de restriction sensorimotrice par diminution de l'activité physique pourrait être doublement nuisible, en accélérant aussi la progression de la maladie, c'est-à-dire la perte de neurones dopaminergiques et corticaux dans le cerveau [24-33].

Ce n'est qu'avec les premières réalisations des limites de la lévodopa et le développement concomitant de modèles animaux de la maladie à partir des années 1980 et d'une meilleure compréhension de la physiopathologie du mouvement parkinsonien que la recherche a commencé à accorder aux techniques neuroréeducatives un intérêt grandissant et à débuter leur validation [34-40]. Un des objets de cette revue est de persuader le lecteur que de traitement d'appoint, optionnel, longtemps vu comme simplement complémentaire à la prise en charge médicamenteuse, voire n'ayant que des effets "placebo" [41], il est probable que des techniques standardisées de traitement physique rééducatif deviennent bientôt un pilier de la thérapeutique des syndromes parkinsoniens, quelle que soit leur cause *(idiopathiques ou atypiques)*, voire se révèlent un jour le premier traitement neuroprotectif dans ces affections.

PRINCIPES NEURORÉÉDUCATIFS DANS LES SYNDROMES PARKINSONIENS

La conception des techniques neurorééducatives actuelles a donc été récemment inspirée par deux avancées essentielles : d'une part la meilleure appréhension du substratum physiopathologique de l'hypométrie parkinsonienne [34-40], avec notamment la perte d'excitabilité des cortex moteur et prémoteur, d'autre part les impressionnantes avancées des 15 dernières années concernant l'entraînement aérobie dans les modèles animaux de la maladie de Parkinson [42-57]. En pratique, l'approche rééducative peut être guidée par le stade d'évolution de la maladie. Chez les personnes dont l'affection est à un stade débutant ou modéré, qui ont gardé une capacité de déambulation indépendante, souvent reliée à un certain niveau d'indépendance cognitive [58], la rééducation peut se concentrer sur l'enseignement au patient d'exercices aujourd'hui établis comme efficaces pour améliorer les capacités motrices [2-4]. Aux stades plus avancés, c'est-à-dire pour des personnes ayant perdu la capacité du lever d'une chaise ou la déambulation autonome, devenus dépendants et souvent à ce stade significativement affectés sur le plan exécutif [58], l'approche utile peut devenir celle de l'enseignement de stratégies de compensation au patient et surtout à son aidant, pour minimiser les effets des limitations motrices et augmenter la sécurité au domicile [4].

NEURORÉÉDUCATION AUX STADES MODÉRÉS

Techniques visant à augmenter l'excitabilité – ou mieux cibler l'excitation – des cortex moteur et prémoteur

Renforcement moteur aux membres inférieurs

C'est la technique la plus apte à durablement renforcer l'excitabilité des cortex moteurs et sur le plan clinique c'est peut-être la plus solidement établie à ce jour, avec celle du travail en aérobie *(voir ci-dessous)* [59-66]. Elle est maintenant bien connue pour diminuer les risques de chute chez la personne âgée en général mais aussi chez la personne atteinte de maladie de Parkinson [59, 61-66]. Il s'agit notamment du travail soutenu à haute intensité sur les muscles des cuisses (quadriceps, ischio-jambiers) et des mollets qui améliore l'équilibre et la marche, diminue la lenteur au mouvement et la rigidité musculaire et améliore aussi les scores sur l'échelle UPDRS et des échelles de qualité de vie [59-66].

Travail en aérobie à haute intensité (vélo, marche, course)

Effets symptomatiques

Depuis une quinzaine d'années, des résultats impressionnants dans des modèles animaux de la maladie de Parkinson démontrent que le travail moteur en aérobie, lorsqu'il est suffisamment intense à chaque séance et prolongé sur des périodes suffisamment longues, peut non seulement diminuer les symptômes de la maladie mais aussi la perte de neurones dans le cerveau (hypothèse d'un effet neuroprotecteur de l'effort aérobie intense et prolongé, qui reste à confirmer chez l'homme, *cf ci-dessous*) [42-57]. Chez des personnes de tous âges, et particulièrement chez les sujets âgés, l'activité aérobie quotidienne améliore les performances corticales d'excitabilité et de discrimination aux stimulus, ainsi que les performances cognitives [67, 68]. L'exercice soutenu en aérobie (par exemple une demi-heure de vélo à haute intensité) a d'abord des effets métaboliques importants [69-72]. Une heure de travail intense sur bicyclette ou tapis roulant améliore l'absorption et l'utilisation de la lévodopa prise dans les médicaments [69]. En outre, un tel exercice stimule temporairement la fabrication naturelle intracérébrale de dopamine chez des sujets parkinsoniens, avec en aigu une disponibilité du transporteur présynaptique diminuée et en quelques semaines d'exercice à un stade précoce de la maladie, une augmentation de la densité des récepteurs dopaminergiques D2 striataux [69-72]. Cet effet pourrait expliquer l'observation fréquente de patients chez qui le besoin de la première prise de la journée du médicament est retardé lorsqu'ils effectuent une séance d'exercices intenses le matin et les observations anecdotiques de bénéfices cliniques spectaculaires immédiatement après une séance an aérobie [73, 74]. Chez des personnes affectées par une maladie de Parkinson, une séance sur tapis roulant à haute intensité améliore vitesse de marche, longueur du pas et le lever d'une chaise par rapport à une séance à basse intensité, et quelques semaines d'exercice en aérobie à haute intensité améliorent marche, équilibre, gestes manuels, capacité à l'effort, certaines fonctions mnésiques et intellectuelles et même des scores de douleur et de qualité de vie, notamment lorsque l'on les compare à des programmes d'assouplissement et de relaxation, quel que soit le type de symptomatologie, à prédominance tremblante ou akinéto-rigide [75-81].

Effets neuroprotecteurs ?

Pour restaurer les voies nigrostriatales, des stratégies "exogènes" sont testées depuis une trentaine d'années, chez l'animal et chez l'homme, quant à leur capacité à réaugmenter le nombre et l'activité des neurones nigrostriataux : facteurs trophiques pour limiter la dégénérescence de neurones dopaminergiques, greffes surrénales, mésencéphaliques, thérapies géniques, cellules souches, avec pour l'instant aucun résultat probant, et plutôt des déceptions lorsque l'on cherche à transformer l'essai en études contrôlées chez le patient parkinsonien [82-91].

Au cours de la même époque, les études animales montrent de façon impressionnante le potentiel d'une stratégie endogène, l'exercice en aérobie répété, à restaurer le fonctionnement nigrostriatal tant sur le plan biochimique qu'histologique [24-33]. Ces résultats attendent confirmation en imagerie chez l'homme mais il est déjà prouvé en protocoles contrôlés que l'exercice aérobie répété augmente les taux sériques de BDNF[92] et que la progression clinique sur deux ans de patients parkinsoniens à un stade précoce bénéficiant d'un entraînement aérobie intense deux mois par an est plus lente et moins consommatrice de lévodopa que des patients ne bénéficiant pas de cet entraînement intense [93, 94].

"Indiçage" cognitif et sensoriel

Il est fréquemment observé dans la maladie de Parkinson – et ce point était déjà noté par James Parkinson – que l'augmentation de l'attention vis-à-vis d'une tâche motrice augmente considérablement la performance dans la réalisation de cette tâche [95-98, 4]. Cette extrême sensibilité de la qualité du geste moteur à l'attention que l'on y porte est une caractéristique propre aux syndromes parkinsoniens, devenue très utile en rééducation [96, 97]. La stimulation rythmique interne naturelle de la commande motrice devient en fait déficiente dans la maladie de Parkinson [39, 99] l'idée a donc été promue, surtout à partir des années 1990, de l'étayer par des stimulations artificielles (instructions, ou indiçage cognitif) ou externes (indiçage sensoriel) [96, 100]. L'indiçage cognitif, pouvant être constitué par *des instructions verbales spécifiques répétées*, est ainsi remarquablement efficace pour améliorer le mouvement. Par exemple, l'instruction répétée sur plusieurs semaines d'un programme de kinésithérapie, *de se concentrer sur une grande longueur de pas* pendant la marche, permet d'augmenter non seulement la longueur de pas elle-même, mais aussi le balancement des bras et la vitesse de marche [97, 100, 101]. Un autre outil pour augmenter l'attention portée au geste moteur est l'usage de signaux visuels ou acoustiques rythmiques [96, 97, 102-110]. Ces signaux externes, bien utilisés et au bon rythme, peuvent contribuer à rythmer différemment et "désautomatiser" des mouvements appris et répétés depuis la prime enfance (marche, déglutition, phonation, articulation, écriture) [109-113]. Ainsi, la signalisation visuelle sous la forme de lignes horizontales transverses sur le sol (utilisable par exemple dans certains endroits difficiles du domicile) peut améliorer longueur de pas, cadence et vitesse de marche [96]. Rythmes musicaux, usage de métronomes bénéficient aussi au geste en stimulant sa commande. L'utilisation d'un métronome battant à un rythme peu éloigné de la cadence de marche naturelle de la personne améliore sur quelques semaines d'entraînement longueur des pas et vitesse de marche et rend la marche plus régulière [104]. En pratique, dans le quotidien la stimulation acoustique répétée peut être utilisée pendant la marche sous forme de musique, si possible avec un rythme légèrement supérieur à celui de la marche spontanée du patient [104, 105]. Un vibrateur au poignet vibrant à une fréquence là encore légèrement différente de la cadence spontanée de marche permet d'augmenter la longueur de pas et un vibrateur sous la semelle déclenchée par l'allégement du poids du corps améliore la rapidité et la taille du pas [104, 114]. Enfin, l'entraînement avec indiçage peut augmenter la quantité de marche quotidienne et diminuer les épisodes de freezing [115-119].

Autres techniques établies : Tai Chi, exercices de rotations du tronc, danse

Quelques mois de Tai Chi améliorent considérablement l'équilibre et la marche, en même temps que des scores de qualité de vie, comparés à des programmes contrôles [120-125]. Cela peut être dû à la double propriété du Tai Chi d'être à la fois une discipline où sont pratiqués des exercices d'équilibre dans des situations posturales à la fois inhabituelles et extrêmes et une expérience régulière de contact humain privilégié [120-125]. Dans le même esprit de pratique de postures inhabituelles en situation de contact humain privilégié, une étude randomisée, prospective montre que sur plusieurs semaines comparant les pratiques régulières de différentes danses (valse, foxtrot, tango) les scores d'équilibre et la marche s'améliorent, avec un léger avantage pour le tango par rapport aux autres danses [126]. Enfin, devant la constatation que dans la maladie de Parkinson, les mouvements compensateurs de rotation axiale active du tronc sont diminués par rapport à la norme lorsque l'on cherche à tourner ou à atteindre une cible éloignée [127-130], des programmes d'entraînement travaillant spécifiquement les rotations actives du tronc ont été prouvés augmenter l'envergure d'atteinte d'une cible sans prise de pas supplémentaire et pourraient donc aussi limiter le risque de chutes [131, 132].

Moment idéal de la séance de travail rééducatif

Bien que ce moment idéal ne soit pas encore démontré, il existe de fortes suggestions que la pratique d'exercices avant la première prise de lévodopa du matin favorise l'apprentissage moteur, en plus des effets de sécrétion dopaminergique endogène que cette pratique pourrait stimuler [133, 69-74].

NEURORÉÉDUCATION À UN STADE AVANCÉ : STRATÉGIES DE COMPENSATION

Chez les personnes à un stade avancé de la maladie, ayant perdu le lever indépendant d'une chaise, ne pouvant plus déambuler seuls et dont les troubles exécutifs sont souvent déjà importants [58], les techniques se dirigent vers l'enseignement de stratégies aux aidants, destinées à compenser les limitations motrices et préserver autant d'autonomie fonctionnelle que possible [104, 4]. L'accent est donc mis sur le respect d'une discipline stricte et sur sa vérification par l'aidant.

Stratégies pour les épisodes d'arrêt soudain de la marche

Les épisodes *d'enrayage cinétique*, caractérisés par l'interruption de la marche à la rencontre d'obstacles, d'espaces réduits, la nécessité de virages ou lors de moments stressants ou d'émotions négatives, peuvent devenir un problème quotidien significatif. Des marqueurs horizontaux placés sur le sol de la maison dans des zones où les épisodes d'enrayage sont fréquents, telles que le passage de portes, les halls d'entrée, la sortie et l'entrée de toilettes, peuvent aider à reprendre la marche en marchant par-dessus ces marqueurs [104]. Une signalisation acoustique peut aussi être utilisée en cas d'enrayage cinétique, avec par exemple un métronome que la personne peut porter et qui peut être allumé en cas d'enrayage pour émettre un battement permettant de ré-initier le mouvement [113-116].

Stratégies comportementales. Un certain nombre de techniques comportementales ont également été suggérées pour s'extraire de ces moments d'enrayage et "réembrayer" la motricité, telles que se balancer d'un côté puis de l'autre en transférant le poids du corps d'une jambe à l'autre, chanter, siffler, dire à haute voix "allez" ou "gauche, droite, gauche-droite", applaudir ou dire un vers et démarrer au dernier mot du vers, avoir collé des cartes aux murs de la maison dans les zones ayant tendance à causer des épisodes d'enrayage, avec des instructions comme "allez" ou "grands pas", se relâcher et respirer profondément et/ou compter à haute voix ou enfin la technique du "STOP-et-un-pas-seulement" [4]. Cette technique consiste en le respect des étapes suivantes dès qu'un épisode d'enrayage débute : ***1)*** Cesser complètement de vouloir avancer ; ***2)*** Respirer profondément et écarter les pieds ; ***3)*** Effectuer alors UN grand pas seulement. L'expérience montre que lorsque ce premier pas est accompli, le second puis le troisième suivent et la situation est débloquée [4].

Répétition mentale préalable aux mouvements – Décomposition de séquences complexes de mouvement en sous-séquences plus simples

Pour faciliter les mouvements complexes (se lever d'un lit ou d'une chaise par exemple), on peut recommander de répéter mentalement la séquence du mouvement avant son exécution et de porter une attention particulière au mouvement en train d'être accompli [104]. Dans un environnement encombré où le risque de chutes et d'enrayage cinétique augmente, il faut faire l'effort d'anticiper et de prévoir la route la plus directe pour éviter les obstacles. Par exemple, avant un virage, on peut répéter les mouvements du corps qui vont être requis pour tourner. Une stratégie associée est d'essayer de trouver un espace suffisamment grand pour tourner sur un grand arc de cercle au lieu de tourner sur place, ce qui diminuera les risques de chute en vrille. On conseille aussi de traiter les longues séquences de mouvement non comme un tout mais de les décomposer en une série de sous-unités plus simples. Chaque sous-unité est alors accomplie comme s'il s'agissait d'un mouvement complet. Cette stratégie peut faciliter des tâches potentiellement longues telles que l'habillage, l'alimentation, ou le lever. Par exemple, pour se lever à partir de la position allongée sur son lit, le patient devrait d'abord répéter mentalement la séquence entière puis la décomposer en une série de sous-unités telles que plier les genoux, tourner la tête vers le bord du lit, tendre les deux bras dans la direction désirée, tourner le corps, porter les jambes au bord du lit et finalement s'asseoir. Pour se lever d'un siège, on répète la séquence de glisser les fesses vers le bord antérieur du siège, ramener les pieds en arrière sous le siège, se pencher en avant, pousser sur les jambes et redresser le dos pour se lever [104].

Evitement de la nécessité de vitesse et des doubles tâches

Là encore, il faut porter activement *l'attention* sur l'équilibre à chaque activité debout, de façon analogue à lorsqu'on est dans le métro ou sur un bateau en mouvement par exemple. Le but est de rester dans un état d'éveil et de concentration qui permette d'anticiper et d'accélérer les réactions d'équilibre lorsqu'elles sont nécessaires. Dans ce contexte, il est important de recommander d'éviter les situations de vitesse imposée ou les tâches simultanées qui sont des causes classiques de détérioration du geste et parfois de chutes dans la maladie de Parkinson [133-136]. Ainsi, au cours de la marche, on recommande donc de ne pas chercher à aller vite, à avoir à porter des objets (on peut conseiller par exemple l'utilisation de sacs à dos), à parler ou à penser à autre chose qu'aux mouvements de la marche, et au contraire à concentrer l'attention sur chaque pas, en tentant toujours d'en augmenter la longueur. De façon similaire, on recommande de ne pas se tenir debout pendant la douche, l'habillage ou une conversation, qui impliquent des activités cérébrales pouvant rentrer en compétition avec le simple maintien de l'équilibre debout.

Modifications de l'environnement quotidien à la maison

Surélévation des sièges. Pour aider vis-à-vis des transferts, la surélévation des sièges du lit et des toilettes réduira l'énergie nécessaire aux mouvements de lever pour élever le centre de gravité [104, 137].

Dégagement des espaces. Les espaces confinés pouvant induire des épisodes d'enrayage de la marche et rendre risqués les demi-tours, il faut assurer à la maison, voire au jardin s'il y en a, des espaces clairs, libres de tout encombrement superflu (tapis, tabourets, petites tables, etc.).

Draps 2/3 satin, 1/3 coton. Pour aider aux difficiles retournements dans le lit la nuit, dont l'incapacité peut devenir une torture pour la personne, on peut confectionner des draps faits de satin dans les 2/3 supérieurs pour permettre au corps de glisser, et de coton dans le 1/3 inférieur pour permettre aux talons de s'agripper et faciliter ainsi les retournements.

Aides techniques pour la marche

Que l'on envisage une canne ou un déambulateur, les indications sont évaluées objectivement et précisément : réassurance psychologique, signal à la société du handicap de la personne, amélioration objective de la stabilité, réduction de la consommation d'énergie, etc. L'usage du déambulateur, s'il est indispensable, doit être limité dans le temps si possible. Il aggrave en effet souvent la performance de marche et augmente le risque de chutes en agissant comme double tâche [138, 139, 104]. En pourvoyant un soutien avant, de façon chronique, le déambulateur peut aussi déconditionner les réactions posturales nécessaires en cas de déséquilibre arrière et ainsi aggraver ou créer progressivement les conditions d'une rétropulsion [138, 139]. L'indication d'une canne doit aussi être pesée prudemment, pouvant aussi constituer une double tâche. La canne peut par contre améliorer la sensation de confort, offrir un signal social de handicap, potentiellement utile en extérieur. Une aide technique chez un patient parkinsonien n'est de toute façon pas forcément d'utilisation indéfinie, elle peut être temporaire en aidant à passer un cap, après une intervention de stimulation intracérébrale profonde, pendant une période d'ajustement de médicaments ou bien dans les suites d'une fracture.

En somme, les techniques ayant prouvé en protocoles contrôlés leur intérêt thérapeutique comprennent le renforcement moteur, l'exercice aérobie à haute intensité (vélo, marche en extérieur, marche sur tapis roulant, marche nordique, travail sur elliptique), les stratégies dites *attentionnelles* notamment par instructions verbales, indiçage sensoriel, le Tai Chi, les exercices de rotation du tronc, la danse. Le prochain défi est la recherche de l'effet neuroprotecteur de la pratique physique à moyenne ou haute intensité prolongée. En pratique, une demi-heure ou une heure quotidienne d'exercice physique avec un travail intense sur les jambes et le tronc est sans doute une bonne façon de débuter son traitement.

RÉFÉRENCES

[1] GRACIES JM, OLANOW CW. Current and experimental therapeutics of Parkinson's disease. In: Neuropsychopharmacology: The Fifth Generation of Progress. KL Davis, D Charney, JT Coyle, C Nemeroff (Eds), *American College of Neuropsychopharmacology 2002, pp. 1795-816.*

[2] LUGASSY M, GRACIES JM. Physical Therapy in Parkinson's disease. Chapter 14. In: Principles of treatment in Parkinson's disease. *Editors; AHV Schapira and CW Olanow; Butterworth Heinemann) 2005, pp 313-30.*

[3] GRACIES JM, TSE W, LUGASSY M, FRANK J. Strategies for Physical Exercise in PD. Chapter 30. In: Parkinson's

disease and related disorders. Handbook of Clinical Neurology Series, 3rd edition, Vol. 84. *Editors; M Aminoff, F Boller, D Schwab. Series Editor, W Koller. Elsevier 2006, pp 3-16.*

[4] GRACIES JM. Neurorééducation des syndromes parkinsoniens. *Rev Neurol (Paris). 2010; 166(2): 196-212.*

[5] OLANOW CW. The scientific basis for the current treatment of Parkinson's disease. *Annu Rev Med 2004; 55: 41-60.*

[6] ROCCHI L, CHIARI L, HORAK FB. Effects of deep brain stimulation and levodopa on postural sway in Parkinson's disease. *J Neurol Neurosurg Psychiatry. 2002; 73(3): 267-74.*

[7] ARMAND S, LANDIS T, SZTAJZEL R, BURKHARD PR. Dyskinesia-induced postural instability in Parkinson's disease. *Parkinsonism Relat Disord. 2009; 15(5): 359-64.*

[8] POLETTI M, FROSINI D, PAGNI C, BALDACCI F, LUCETTI C, DEL DOTTO P, CERAVOLO R, BONUCCELLI U. A pilot psychometric study of aberrant salience state in patients with Parkinson's disease and its association with dopamine replacement therapy. *Neurol Sci. 2014 Jul 11. [Epub ahead of print] PubMed PMID: 2501-2755.*

[9] ENGELN M, FASANO S, AHMED SH, CADOR M, BAEKELANDT V, BEZARD E, FERNAGUT PO. Levodopa gains psychostimulant-like properties after nigral dopaminergic loss. *Ann Neurol. 2013; 74(1): 140-4.*

[10] WITJAS T, EUSEBIO A, FLUCHÈRE F, AZULAY JP. Addictive behaviors and Parkinson's disease. *Rev Neurol (Paris). 2012; 168(8-9): 624-33.*

[11] THOBOIS S, ARDOUIN C, SCHMITT E, LHOMMÉE E, KLINGER H, XIE J, LAGRANGE C, KISTNER A, AYA KOMBO M, FLEURY V, POISSON A, FRAIX V, BROUSSOLLE E, POLLAK P, KRACK P. [Behavioral disorders in Parkinson's disease: from pathophysiology to the mastery of dopaminergic treatment]. *Rev Neurol (Paris). 2010; 166(10): 816-21.*

[12] LIMOTAI N, OYAMA G, GO C, BERNAL O, ONG T, MOUM SJ, BHIDAYASIRI R, FOOTE KD, BOWERS D, WARD H, OKUN MS. Addiction-like manifestations and Parkinson's disease: a large single center 9-year experience. *Int J Neurosci. 2012; 122(3): 145-53.*

[13] FUHRER H, KUPSCH A, HÄLBIG TD, KOPP UA, SCHERER P, GRUBER D. Levodopa inhibits habit-learning in Parkinson's disease. *J Neural Transm. 2014; 121(2): 147-51.*

[14] VAN VUGT FT, SCHÜPBACH M, ALTENMÜLLER E, BARDINET E, YELNIK J, HÄLBIG TD. Effects of dopaminergic and subthalamic stimulation on musical performance. *J Neural Transm. 2013; 120(5): 755-9.*

[15] HÄLBIG TD, ASSURAS S, CREIGHTON J, BOROD JC, TSE W, FRISINA PG, VOUSTIANIOUK A, GRACIES JM, OLANOW CW. Differential role of dopamine in emotional attention and memory: evidence from Parkinson's disease. *Mov Disord. 2011; 26(9): 1677-83.*

[16] TSE W, FRISINA PG, HÄLBIG TD, GRACIES JM, LIANG L, TARSHISH C, LESSER G, NEUFELD R, KOLLER WC, LIBOW LS. The effects of withdrawal of dopaminergic medication in nursing home patients with advanced parkinsonism. *J Am Med Dir Assoc. 2008; 9(9): 670-5.*

[17] HÄLBIG TD, KOPP UA, WODARZ F, BOROD JC, GRACIES JM, EBERSBACH G, KUPSCH A. Dopaminergic modulation of emotional memory in Parkinson's disease. *J Neural Transm. 2008; 115(8): 1159-63.*

[18] OLANOW CW, GRACIES JM, GOETZ CG, STOESSL AJ, FREEMAN T, KORDOWER JH, GODBOLD J, OBESO JA. Clinical pattern and risk factors for dyskinesias following fetal nigral transplantation in Parkinson's disease: A double blind video-based analysis. *Mov Disord. 2009; 24(3): 336-43.*

[19] HIORTH YH, LARSEN JP, LODE K, PEDERSEN KF. Natural history of falls in a population-based cohort of patients with Parkinson's disease: An 8-year prospective study. *Parkinsonism Relat Disord. 2014 Jul 9. pii: S1353-8020(14)00243-0.doi:10.1016/j.parkreldis.2014.06.023. [Epub ahead of print].*

[20] DEANE KH, ELLIS-HILL C, JONES D, WHURR R, BENSHLOMO Y, PLAYFORD ED, CLARKE CE. Systematic review of paramedical therapies for Parkinson's disease. *Mov Disord, 2002; 17: 984-91.*

[21] VAN NIMWEGEN M, SPEELMAN AD, SMULDERS K, OVEREEM S, BORM GF, BACKX FJ, BLOEM BR, MUNNEKE M. ParkFit Study Group. Design and baseline characteristics of the ParkFit study, a randomized controlled trial evaluating the effectiveness of a multifaceted behavioral program to increase physical activity in Parkinson patients. *BMC Neurol. 2010;10: 70.*

[22] VAN NIMWEGEN M, SPEELMAN AD, HOFMAN-VAN ROSSUM EJ, OVEREEM S, DEEG DJ, BORM GF, VAN DER HORST MH, BLOEM BR, MUNNEKE M. Physical inactivity in Parkinson's disease. *J Neurol. 2011; 258(12): 2214-21.*

[23] DONTJE ML, DE GREEF MH, SPEELMAN AD, VAN NIMWEGEN M, KRIJNEN WP, STOLK RP, KAMSMA YP, BLOEM BR, MUNNEKE M, VAN DER SCHANS CP. Quantifying daily physical activity and determinants in sedentary patients with Parkinson's disease. *Parkinsonism Relat Disord. 2013; 19(10): 878-82.*

[24] JONES TA, SCHALLERT T. Use-dependent growth of pyramidal neurons after neocortical damage. *J Neurosci 1994; 14: 2140-52.*

[25] NEEPER SA, GOMEZ-PINILLA F, CHOI J, COTMAN C. Exercise and brain neurotrophins. *Nature 1995; 373: 109.*

[26] KLEIM JA, LUSSNIG E, SCHWARZ ER, COMERY TA, GREENOUGH WT. Synaptogenesis and fos expression in the motor cortex of the adult rat after motor skill learning. *J Neurosci 1996; 16: 4529-35.*

[27] GOMEZ-PINILLA F, SO V, KESSLAK JP. Spatial learning and physical activity contribute to the induction of fibroblast growth factor: neural substrates for increased

cognition associated with exercise. *Neuroscience 1998; 85: 53-61.*

[28] KEMPERMANN G, BRANDON EP, GAGE FH. Environmental stimulation of 129/SvJ mice causes increased cell proliferation and neurogenesis in the adult dentate gyrus. *Curr Biol (1998) 8: 939-42.*

[29] COQ JO, XERRI C. Tactile impoverishment and sensorimotor restriction deteriorate the forepaw cutaneous map in the primary somatosensory cortex of adult rats. *Exp Brain Res 1999; 129: 518-31.*

[30] BLAND ST, GONZALES RA, SCHALLERT T. Movement-related glutamate levels in rat hippocampus, striatum, and sensorimotor cortex. *Neurosci Lett 1999; 277: 119-22.*

[31] GOULD E, BEYLIN A, TANAPAT P, REEVES A, SHORS TJ. Learning enhances adult neurogenesis in the hippocampal formation. *Nat Neurosci 1999; 2: 260-5.*

[32] MACRAE PG, SPIRDUSO WW, CARTEE GD, FARRAR RP, WILCOX RE. Endurance training effects on striatal D2 dopamine receptor binding and striatal dopamine metabolite levels. *Neurosci Lett 1997a; 79: 138-44.*

[33] MACRAE PG, SPIRDUSO WW, WALTERS TJ, FARRAR RP, WILCOX RE. Endurance training effects on striatal D2 dopamine receptor binding and striatal dopamine metabolites in presenescent older rats. *Psychopharmacology 1997b; 92: 236-40.*

[34] FLOWERS KA. Ballistic and corrective movements on an aiming task. *Neurology 1975; 25: 413-21.*

[35] FLOWERS KA. Visual "close-loop" and open-loop" characteristics of voluntary movement in patients with parkinsonism and intention tremor. *Brain 1976; 76: 1982-90.*

[36] HALLETT M, KHOSHBIN S. A physiological mechanism of bradykinesia. *Brain 1980; 103: 301-14.*

[37] BERARDELLI A, DICK JP, ROTHWELL JC, DAY BL, MARSDEN CD. Scaling of the size of the first agonist EMG burst during rapid wrist movements in patients with Parkinson's disease. *J Neurol Neurosurg Psychiatry 1986; 49: 1273-9.*

[38] ALEXANDER GE, CRUTCHER MD, DELONG MR. Basal ganglia-thalamocortical circuits: parallel substrates for motor, oculomotor, "prefrontal" and "limbic" functions. *Prog Brain Res. 1990; 85: 119-46.*

[39] GEORGIOU N, IANSEK R, BRADSHAW JL, PHILLIPS JG, MATTINGLEY JB, BRADSHAW JA. An evaluation of the role of internal cues in the pathogenesis of parkinsonian hypokinesia. *Brain 1993; 116: 1575-87.*

[40] BORTZ WM II, ANGWIN P, MEFFORD IN, BOARDER MR, NOYCE N, BARCHAS JD. Catecholamines, dopamine, and endorphin levels during extreme exercise. *N Engl J Med 1981; 305: 466-7.*

[41] REUTER I, ENGELHARDT M. Exercise training and Parkinson's disease: placebo or essential treatment? *Phys Sportsmed. 2002; 30(3): 43-50.*

[42] TILLERSON JL, COHEN AD, PHILHOWER J, MILLER GW, ZIGMOND MJ, SCHALLERT T. Forced limb-use effects on the behavioral and neurochemical effects of 6-hydroxydopamine. *J Neurosci 2001; 21(12): 4427-35.*

[43] TILLERSON JL, COHEN AD, CAUDLE WM, ZIGMOND MJ, SCHALLERT T, MILLER GW. Forced nonuse in unilateral parkinsonian rats exacerbates injury. *J Neurosci 2002; 22(15): 6790-9.*

[44] TILLERSON JL, CAUDLE WM, REVERÓN ME, MILLER GW. Exercise induces behavioral recovery and attenuates neurochemical deficits in rodent models of Parkinson's disease. *Neuroscience 2003; 119(3): 899-911.*

[45] COHEN AD, TILLERSON JL, SMITH AD, SCHALLERT T, ZIGMOND MJ. Neuroprotective effects of prior limb use in 6- hydroxydopamine-treated rats: possible role of GDNF. *J Neurochem 2003; 85(2): 299-305.*

[46] FAHERTY CJ, RAVIIE SHEPHERD K, HERASIMTSCHUK A, SMEYNE RJ. Environmental enrichment in adulthood eliminates neuronal death in experimental Parkinsonism. *Brain Res Mol Brain Res 2005; 134: 170-9.*

[47] POULTON NP, MUIR GD. Treadmill training ameliorates dopamine loss but not behavioral deficits in hemiparkinsonian rats. *Exp Neurol 2005; 193(1): 181-97.*

[48] CAUDLE WM, TILLERSON JL, REVERÓN ME, MILLER GW. Use-dependent behavioral and neurochemical asymmetry in MPTP mice. *Neurosci Lett 2007; 418(3): 213-6.*

[49] ANSTROM KK, SCHALLERT T, WOODLEE MT, SHATTUCK A, ROBERTS DC. Repetitive vibrissae-elicited forelimb placing before and immediately after unilateral 6-hydroxydopamine improves outcome in a model of Parkinson's disease. *Behav Brain Res 2007; 179(2): 183-91.*

[50] YOON MC, SHIN MS, KIM TS, KIM BK, KO IG, SUNG YH, KIM SE, LEE HH, KIM YP, KIM CJ. Treadmill exercise suppresses nigrostriatal dopaminergic neuronal loss in 6-hydroxydopamine-induced Parkinson's rats. *Neurosci Lett 2007; 423(1): 12-7.*

[51] POTHAKOS K, KURZ MJ, LAU YS. Restorative effect of endurance exercise on behavioral deficits in the chronic mouse model of Parkinson's disease with severe neurodegeneration. *BMC Neurosci 2009;10: 6.*

[52] ZIGMOND MJ, CAMERON JL, HOFFER BJ, SMEYNE RJ. Neurorestoration by physical exercise: moving forward. *Parkinsonism Relat Disord 2012; 18 Suppl 1: S147-50.*

[53] AL-JARRAH M, POTHAKOS K, NOVIKOVA L, SMIRNOVA IV, KURZ MJ, STEHNO-BITTEL L, LAU YS. Endurance exercise [for 4 weeks] promotes cardiorespiratory rehabilitation without neurorestoration in the chronic mouse model of parkinsonism with severe neurodegeneration. *Neuroscience 2007; 149(1): 28-37.*

[54] AHMAD SO, PARK JH, STENHO-BITTEL L, LAU YS. Effects of endurance exercise on ventral tegmental area neurons in the chronic 1-methyl-4-phenyl-1,2,3,6-tetrahydropyridine and probenecid-treated mice. *Neurosci Lett 2009; 450(2): 102-5.*

[55] GERECKE KM, JIAO Y, PANI A, PAGALA V, SMEYNE RJ. Exercise protects against MPTP-induced neurotoxicity in mice. *Brain Res 2010; 1341: 72-83.*

[56] PATKI G, LAU YS. Impact of exercise on mitochondrial transcription factor expression and damage in the striatum of a chronic mouse model of Parkinson's disease. *Neurosci Lett 2011; 505(3): 268-72.*

[57] LAU YS, PATKI G, DAS-PANJA K, LE WD, AHMAD SO. Neuroprotective effects and mechanisms of exercise in a chronic mouse model of Parkinson's disease with moderate neurodegeneration. *Eur J Neurosci 2011; 33(7): 1264-74.*

[58] SMULDERS K, VAN NIMWEGEN M, MUNNEKE M, BLOEM BR, KESSELS RP, ESSELINK RA. Involvement of specific executive functions in mobility in Parkinson's disease. *Parkinsonism Relat Disord. 2013; 19(1): 126-8.*

[59] HIRSCH MA, TOOLE T, MAITLAND CG, RIDER RA. The effects of balance training and high-intensity resistance training on persons with idiopathic Parkinson's disease. *Arch Phys Med Rehabil 2003; 84 : 109-17.*

[60] DIBBLE LE, HALE TF, MARCUS RL, DROGE J, GERBER JP, LASTAYO PC. High-intensity resistance training amplifies muscle hypertrophy and functional gains in persons with Parkinson's disease. *Mov Disord. 2006; 21: 1444-52.*

[61] DIBBLE LE, HALE TF, MARCUS RL, GERBER JP, LASTAYO PC. High intensity eccentric resistance training decreases bradykinesia and improves quality of life in persons with Parkinson's disease: A preliminary study. *Parkinsonism Relat Disord. 2009; 15: 752-7.*

[62] KELLY NA, FORD MP, STANDAERT DG, WATTS RL, BICKEL CS, MOELLERING DR, TUGGLE SC, WILLIAMS JY, LIEB L, WINDHAM ST, BAMMAN MM. Novel, high-intensity exercise prescription improves muscle mass, mitochondrial function, and physical capacity in individuals with Parkinson's disease. *J Appl Physiol (1985). 2014; 116(5): 582-92.*

[63] PAUL SS, CANNING CG, SONG J, FUNG VS, SHERRINGTON C. Leg muscle power is enhanced by training in people with Parkinson's disease: a randomized controlled trial. *Clin Rehabil. 2014; 28(3): 275-88.*

[64] CORCOS DM, ROBICHAUD JA, DAVID FJ, LEURGANS SE, VAILLANCOURT DE, POON C, RAFFERTY MR, KOHRT WM, COMELLA CL. A two-year randomized controlled trial of progressive resistance exercise for Parkinson's disease. *Mov Disord. 2013; 28(9): 1230-40.*

[65] HASS CJ, BUCKLEY TA, PITSIKOULIS C, BARTHELEMY EJ. Progressive resistance training improves gait initiation in individuals with Parkinson's disease. *Gait Posture. 2012; 35(4): 669-73.*

[66] MORBERG BM, JENSEN J, BODE M, WERMUTH L. The impact of high intensity physical training on motor and non-motor symptoms in patients with Parkinson's disease (PIP): A preliminary study. *NeuroRehabilitation. 2014 Jul 2. [Epub ahead of print] PubMed PMID: 24990028.*

[67] DUSTMAN RE, EMMERSON RY, RUHLING RO, SHEARER DE, STEINHAUS LA, JOHNSON SC, BONEKAT HW, SHIGEOKA JW. Age and fitness effects on EEG, ERPs, visual sensitivity, and cognition. *Neurobiol Aging. 1990; 11(3): 193-200.*

[68] DUSTMAN RE, RUHLING RO, RUSSELL EM, SHEARER DE, BONEKAT HW, SHIGEOKA JW, WOOD JS, BRADFORD DC. Aerobic exercise training and improved neuropsychological function of older individuals. *Neurobiol Aging. 1984; 5(1): 35-42.*

[69] REUTER I, HARDER S, ENGELHARDT M, BAAS H. The effect of exercise on pharmacokinetics and pharmacodynamics of levodopa. *Mov Disord 2000; 15(5): 862-8.*

[70] NOZAKI T, SUGIYAMA K, YAGI S, YOSHIKAWA E, KANNO T, ASAKAWA T, ITO T, TERADA T, NAMBA H, OUCHI Y. Effect of subthalamic nucleus stimulation during exercise on the mesolimbocortical dopaminergic region in Parkinson's disease: a positron emission tomography study. *J Cereb Blood Flow Metab. 2013; 33(3): 415-21.*

[71] OUCHI Y, KANNO T, OKADA H, YOSHIKAWA E, FUTATSUBASHI M, NOBEZAWA S, TORIZUKA T, TANAKA K. Changes in dopamine availability in the nigrostriatal and mesocortical dopaminergic systems by gait in Parkinson's disease. *Brain 2001; 124: 784-92.*

[72] FISHER BE, LI Q, NACCA A, SALEM GJ, SONG J, YIP J, HUI JS, JAKOWEC MW, PETZINGER GM. Treadmill exercise elevates striatal dopamine D2 receptor binding potential in patients with early Parkinson's disease. *Neuroreport. 2013; 24(10): 509-14.*

[73] SNIJDERS AH, TONI I, RUŽCKA E, BLOEM BR. Bicycling breaks the ice for freezers of gait. *Mov Disord. 2011 Feb 15; 26(3): 367-71.*

[74] SNIJDERS AH, BLOEM BR. Images in clinical medicine. Cycling for freezing of gait. *N Engl J Med. 2010; 362(13): e46.*

[75] FISHER BE, WU AD, SALEM GJ, SONG J, LIN CH, YIP J, CEN S, GORDON J, JAKOWEC M, PETZINGER G. The effect of exercise training in improving motor performance and corticomotor excitability in people with early Parkinson's disease. *Arch Phys Med Rehabil 2008; 89: 1221-9.*

[76] RIDGEL AL, VITEK JL, ALBERTS JL. Forced, not voluntary, exercise improves motor function in Parkinson's disease patients. *Neurorehabil Neural Repair 2009; 23: 600-8.*

[77] REUTER I, MEHNERT S, SAMMER G, OECHSNER M, ENGELHARDT M. Efficacy of a multimodal cognitive rehabilitation including psychomotor and endurance training in Parkinson's disease. *J Aging Res. 2012;2012:235765. Epub 2012 Sep 12.*

[78] REUTER I, MEHNERT S, LEONE P, KAPS M, OECHSNER M, ENGELHARDT M. Effects of a flexibility and relaxation programme, walking, and nordic walking on Parkinson's disease. *J Aging Res. 2011;2011: 232473.*

[79] BURINI D, FARABOLLINI B, IACUCCI S, RIMATORI C, RICCARDI G, CAPECCI M, PROVINCIALI L, CERAVOLO MG. A randomised controlled cross-over trial of aerobic training versus Qigong in advanced Parkinson's disease. *Eura Medicophys. 2006; 42(3): 231-8.*

[80] SHULMAN LM, KATZEL LI, IVEY FM, SORKIN JD, FAVORS K, ANDERSON KE, SMITH BA, REICH SG, WEINER WJ, MACKO RF. Randomized clinical trial of 3 types of physical exercise for patients with Parkinson disease. *JAMA Neurol. 2013; 70(2): 183-90.*

[81] FRAZZITTA G, ABBRUZZESE G, BERTOTTI G, BOVERI N, PEZZOLI G, MAESTRI R. Effectiveness of an intensive rehabilitation treatment on different Parkinson's disease subtypes. *NeuroRehabilitation. 2013; 33(2): 299-303.*

[82] DUNNETT SB, HERNANDEZ TD, SUMMERFIELD A, JONES GH, ARBUTHNOTT G. Graft-derived recovery from 6-OHDA lesions: specificity of ventral mesencephalic graft tissues. *Exp Brain Res 1988; 71: 411-24.*

[83] ROSENBLAD C, MARTINEZ-SERRANO A, BJORKLUND A. Glial cell line-derived neurotrophic factor increases survival, growth and function of intrastriatal fetal nigral dopaminergic grafts. *Neuroscience 1996; 75: 979-85.*

[84] CHOI-LUNDBERG DL, LIN Q, SCHALLERT T, CRIPPENS D, DAVIDSON BL, CHANG YN, CHIANG YL, QIAN J, BARDWAJ L, BOHN MC. Behavioral and cellular protection of rat dopaminergic neurons by an adenoviral vector encoding glial cell line-derived neurotrophic factor. *Exp Neurol 1998; 154: 261-75.*

[85] CONNOR B, KOZLOWSKI DA, SCHALLERT T, TILLERSON J, DAVIDSON BL, BOHN MC. Differential effects of glial cell linederived neurotrophic factor (GDNF) in the striatum and substantia nigra of the aged parkinsonian rat. *Gene Ther 1999;6: 1936-51.*

[86] MANDEL RJ, SNYDER RO, LEFF SE. Recombinant adeno-associated viral vector-mediated glial cell line-derived neurotrophic factor gene transfer protects nigral dopamine neurons after onset of progressive degeneration in a rat model of Parkinson's disease. *Exp Neurol 1999; 160: 205-14.*

[87] KOZLOWSKI DA, CONNOR B, TILLERSON JL, SCHALLERT T, BOHN MC. Delivery of a GDNF gene into the substantia nigra after a progressive 6-OHDA lesion maintains functional nigrostriatal connections. *Exp Neurol 2000; 166: 1-15.*

[88] FREED CR, GREENE PE, BREEZE RE, TSAI WY, DUMOUCHEL W, KAO R, DILLON S, WINFIELD H, CULVER S, TROJANOWSKI JQ, EIDELBERG D, FAHN S. Transplantation of embryonic dopamine neurons for severe Parkinson's disease. *N Engl J Med. 2001; 344(10): 710-9.*

[89] OLANOW CW, GOETZ CG, KORDOWER JH, STOESSL AJ, SOSSI V, BRIN MF, SHANNON KM, NAUERT GM, PERL DP, GODBOLD J, FREEMAN TB. A double-blind controlled trial of bilateral fetal nigral transplantation in Parkinson's disease. *Ann Neurol. 2003; 54(3): 403-14.*

[90] KORDOWER JH, CHU Y, HAUSER RA, OLANOW CW, FREEMAN TB. Transplanted dopaminergic neurons develop PD pathologic changes: a second case report. *Mov Disord. 2008; 23(16): 2303-6.*

[91] PALFI S, GURRUCHAGA JM, RALPH GS, LEPETIT H, LAVISSE S, BUTTERY PC, WATTS C, MISKIN J, KELLEHER M, DEELEY S, IWAMURO H, LEFAUCHEUR JP, THIRIEZ C, FENELON G, LUCAS C, BRUGIÈRES P, GABRIEL I, ABHAY K, DROUOT X, TANI N, KAS A, GHALEH B, LE CORVOISIER P, DOLPHIN P, BREEN DP, MASON S, GUZMAN NV, MAZARAKIS ND, RADCLIFFE PA, HARROP R, KINGSMAN SM, RASCOL O, NAYLOR S, BARKER RA, HANTRAYE P, REMY P, CESARO P, MITROPHANOUS KA. Long-term safety and tolerability of ProSavin, a lentiviral vector-based gene therapy for Parkinson's disease: a dose escalation, open-label, phase 1/2 trial. *Lancet. 2014; 383(9923): 1138-46.*

[92] FRAZZITTA G, MAESTRI R, GHILARDI MF, RIBOLDAZZI G, PERINI M, BERTOTTI G, BOVERI N, BUTTINI S, LOMBINO FL, UCCELLINI D, TURLA M, PEZZOLI G, COMI C. Intensive rehabilitation increases BDNF serum levels in parkinsonian patients: a randomized study. *Neurorehabil Neural Repair. 2014; 28(2): 163-8.*

[93] FRAZZITTA G, BERTOTTI G, MORELLI M, RIBOLDAZZI G, PELOSIN E, BALBI P, BOVERI N, COMI C, TURLA M, LEVA S, FELICETTI G, MAESTRI R. Rehabilitation improves dyskinesias in Parkinsonian patients: a pilot study comparing twodifferentrehabilitativetreatments. *NeuroRehabilitation. 2012; 30(4): 295-301.*

[94] FRAZZITTA G, MAESTRI R, BERTOTTI G, RIBOLDAZZI G, BOVERI N, PERINI M, UCCELLINI D, TURLA M, COMI C, PEZZOLI G, GHILARDI MF. Intensive Rehabilitation Treatment in Early Parkinson's Disease: A Randomized Pilot Study With a 2-Year Follow-up. *Neurorehabil Neural Repair. 2014 Jul 18. pii: 1545968314542981. [Epub ahead of print].*

[95] MORRIS ME, IANSEK R, MATYAS TA, SUMMERS JJ. Stride length regulation in Parkinson's disease. Normalization strategies and underlying mechanisms. *Brain 1996; 119 (Pt 2): 551-68.*

[96] MORRIS ME, IANSEK R, KIRKWOOD B. A randomized controlled trial of movement strategies compared with exercise for people with Parkinson's disease. *Mov Disord. 2009; 24: 64-71.*

[97] PARKINSON J. An essay on the shaking palsy. *London: Whittingham and Rowland, 1817:7.*

[98] KRITIKOS A, LEAHY C, BRADSHAW JL, IANSEK R, PHILLIPS JG, BRADSHAW JA. Contingent and non-contingent auditory cueing in Parkinson's disease. *Neuropsychologia, 1995; 33: 1193-203.*

[99] MILLER RA, THAUT MH, MCINTOSH GC, RICE RR. Components of EMG symmetry and variability in parkinsonian and healthy elderly gait. *Electroencephalogr Clin Neurophysiol. 1996; 101(1): 1-7.*

[100] MULLER V, MOHR B, ROSIN R, PULVERMULLER F, MULLER F, BIRBAUMER N. Short-term effects of behavio-

ral treatment on movement initiation and postural control in Parkinson's disease: a controlled clinical study. *Mov Disord 1997; 12: 306-14.*

[101] BEHRMAN AL, TEITELBAUM P, CAURAUGH JH. Verbal instructional sets to normalise the temporal and spatial gait variables in Parkinson's disease. *J Neurol Neurosurg Psychiatry. 1998; 65: 580-2.*

[102] BAKER K, ROCHESTER L, NIEUWBOER A. The immediate effect of attentional, auditory, and a combined cue strategy on gait during single and dual tasks in Parkinson's disease. *Arch Phys Med Rehabil. 2007; 88: 1593-600.*

[103] THAUT MH, MCINTOSH GC, RICE RR, MILLER RA, RATHBUN J, BRAULT JM. Rhythmic auditory stimulation in gait training for Parkinson's disease patients. *Mov Disord, 1996; 11: 193-200.*

[104] MORRIS M, IANSEK R, KIRKWOOD B. Moving ahead with Parkinson's: A guide to improving mobility in people with Parkinson's. *1995, Kingston Centre, Australia.*

[105] MCINTOSH GC, BROWN SH, RICE RR, THAUT MH. Rhythmic auditory-motor facilitation of gait patterns in patients with Parkinson's disease. *J Neurol Neurosurg Psychiatry 1997; 62: 22-6.*

[106] ENZENSBERGER W, OBERLANDER U, STECKER K. [Metronome therapy in patients with Parkinson disease]. *Nervenarzt 1997; 68: 972-7.*

[107] RUBINSTEIN TC, GILADI N, HAUSDORFF JM. The power of cueing to circumvent dopamine deficits: a review of physical therapy treatment of gait disturbances in Parkinson's disease. *Mov Disord 2002; 17: 1148-60.*

[108] HOWE TE, LOVGREEN B, CODY FW, ASHTON VJ, OLDHAM JA. Auditory cues can modify the gait of persons with early-stage Parkinson's disease: a method for enhancing parkinsonian walking performance? *Clin Rehabil 2003; 17: 363-7.*

[109] MA HI, TROMBLY CA, TICKLE-DEGNEN L, WAGENAAR RC. Effect of one single auditory cue on movement kinematics in patients with Parkinson's disease. *Am J Phys Med Rehabil 2004; 83: 530-6.*

[110] SUTEERAWATTANANON M, MORRIS GS, ETNYRE BR, JANKOVIC J, PROTAS EJ. Effects of visual and auditory cues on gait in individuals with Parkinson's disease. *J Neurol Sci 2004; 219: 63-9.*

[111] CANNING CG. The effect of directing attention during walking under dual-task conditions in Parkinson's disease. *Parkinsonism Relat Disord 2005; 11: 95-9.*

[112] MA HI, HWANG WJ, LIN KC. The effects of two different auditory stimuli on functional arm movement in persons with Parkinson's disease: a dual-task paradigm. *Clin Rehabil. 2009; 23: 229-37.*

[113] VAN WEGEN E, DE GOEDE C, LIM I, RIETBERG M, NIEUWBOER A, WILLEMS A, JONES D, ROCHESTER L, HETHERINGTON V, BERENDSE H, ZIJLMANS J, WOLTERS E, KWAKKEL G. The effect of rhythmic somatosensory cueing on gait in patients with Parkinson's disease. *J Neurol Sci. 2006; 248(1-2): 210-4.*

[114] CREATH RA, PRETTYMAN M, SHULMAN L, HILLIARD M, MARTINEZ K, MACKINNON CD, MILLE ML, SIMUNI T, ZHANG J, ROGERS MW. Self-triggered assistive stimulus training improves step initiation in persons with Parkinson's disease. *J Neuroeng Rehabil. 2013; 10-11.*

[115] PLOTNIK M, SHEMA S, DORFMAN M, GAZIT E, BROZGOL M, GILADI N, HAUSDORFF JM. A motor learning-based intervention to ameliorate freezing of gait in subjects with Parkinson's disease. *J Neurol. 2014; 261(7): 1329-39.*

[116] FIETZEK UM, SCHROETELER FE, ZIEGLER K, ZWOSTA J, CEBALLOS-BAUMANN AO. Randomized cross-over trial to investigate the efficacy of a two-week physiotherapy programme with repetitive exercises of cueing to reduce the severity of freezing of gait in patients with Parkinson's disease. *Clin Rehabil. 2014 Apr 1. [Epub ahead of print].*

[117] LIM I, VAN WEGEN E, JONES D, ROCHESTER L, NIEUWBOER A, WILLEMS AM, BAKER K, HETHERINGTON V, KWAKKEL G. Does cueing training improve physical activity in patients with Parkinson's disease? *Neurorehabil Neural Repair. 2010; 24(5): 469-77.*

[118] PLOTNIK M, SHEMA S, DORFMAN M, GAZIT E, BROZGOL M, GILADI N, HAUSDORFF JM. A motor learning-based intervention to ameliorate freezing of gait in subjects with Parkinson's disease. *J Neurol. 2014; 261(7): 1329-39.*

[119] FIETZEK UM, SCHROETELER FE, ZIEGLER K, ZWOSTA J, CEBALLOS-BAUMANN AO. Randomized cross-over trial to investigate the efficacy of a two-week physiotherapy programme with repetitive exercises of cueing to reduce the severity of freezing of gait in patients with Parkinson's disease. *Clin Rehabil. 2014 Apr 1. [Epub ahead of print].*

[120] LI F, HARMER P, FITZGERALD K, ECKSTROM E, STOCK R, GALVER J, MADDALOZZO G, BATYA SS. Tai chi and postural stability in patients with Parkinson's disease. *N Engl J Med. 2012; 366(6): 511-9.*

[121] GAO Q, LEUNG A, YANG Y, WEI Q, GUAN M, JIA C, HE C. Effects of Tai Chi on balance and fall prevention in Parkinson's disease: a randomized controlled trial. *Clin Rehabil. 2014; 28(8): 748-53.*

[122] LI F, HARMER P, LIU Y, ECKSTROM E, FITZGERALD K, STOCK R, CHOU LS. A randomized controlled trial of patient-reported outcomes with tai chi exercise in Parkinson's disease. *Mov Disord. 2014; 29(4): 539-45.*

[123] CHEON SM, CHAE BK, SUNG HR, LEE GC, KIM JW. The Efficacy of Exercise Programs for Parkinson's Disease: Tai Chi versus Combined Exercise. *J Clin Neurol. 2013; 9(4): 237-43.*

[124] NOCERA JR, AMANO S, VALLABHAJOSULA S, HASS CJ. Tai Chi Exercise to Improve Non-Motor Symptoms of Parkinson's Disease. *J Yoga Phys Ther. 2013 Aug 20;3. doi:10.4172/2157-7595.1000137.*

[125] TSANG WW. Tai Chi training is effective in reducing balance impairments and falls in patients with Parkinson's disease. *J Physiother. 2013; 59(1): 55.*

[126] HACKNEY ME, EARHART GM. Effects of dance on movement control in Parkinson's disease: a comparison of Argentine tango and American ballroom. *J Rehabil Med. 2009; 41(6): 475-81.*

[127] SCHENKMAN ML, CLARK K, XIE T, KUCHIBHATLA M, SHINBERG M, RAY L. Spinal movement and performance of a standing reach task in participants with and without Parkinson disease. *Phys Ther. 2001; 81(8): 1400-11.*

[128] VAUGOYEAU M, VIALLET F, AURENTY R, ASSAIANTE C, MESURE S, MASSION J. Axial rotation in Parkinson's disease. *J Neurol Neurosurg Psychiatry. 2006; 77(7): 815-21.*

[129] HUXHAM F, BAKER R, MORRIS ME, IANSEK R. Head and trunk rotation during walking turns in Parkinson's disease. *Mov Disord. 2008; 23(10): 1391-7.*

[130] SPILDOOREN J, VERCRUYSSE S, HEREMANS E, GALNA B, VANDENBOSSCHE J, DESLOOVERE K, VANDENBERGHE W, NIEUWBOER A. Head-pelvis coupling is increased during turning in patients with Parkinson's disease and freezing of gait. *Mov Disord. 2013; 28(5): 619-25.*

[131] SCHENKMAN M, CUTSON TM, KUCHIBHATLA M, CHANDLER J, PIEPER CF, RAY L, LAUB KC. Exercise to improve spinal flexibility and function for people with Parkinson's disease: a randomized, controlled trial. *J Am Geriatr Soc. 1998; 46(10): 1207-16.*

[132] SCHENKMAN M, MOREY M, KUCHIBHATLA M. Spinal flexibility and balance control among community-dwelling adults with and without Parkinson's disease. *J Gerontol A Biol Sci Med Sci. 2000; 55(8): M441-5.*

[133] ANDERSON ED, HORAK FB, LASAREV MR, NUTT JG. Performance of a motor task learned on levodopa deteriorates when subsequently practiced off. *Mov Disord. 2014; 29(1): 54-60.*

[134] VAN WOUWE NC, VAN DEN WILDENBERG WP, CLAASSEN DO, KANOFF K, BASHORE TR, WYLIE SA. Speed pressure in conflict situations impedes inhibitory action control in Parkinson's disease. *Biol Psychol. 2014 Jul 10; 101C: 44-60.*

[135] JACOBS JV, NUTT JG, CARLSON-KUHTA P, ALLEN R, HORAK FB. Dual tasking during postural stepping responses increases falls but not freezing in people with Parkinson's disease. *Parkinsonism Relat Disord. 2014; 20(7): 779-81.*

[136] STEGEMÖLLER EL, WILSON JP, HAZAMY A, SHELLEY MC, OKUN MS, ALTMANN LJ, HASS CJ. Associations between cognitive and gait performance during single- and dual-task walking in people with Parkinson disease. *Phys Ther. 2014 94(6): 757-66.*

[137] DUNCAN RP, LEDDY AL, EARHART GM. Five times sit-to-stand test performance in Parkinson's disease. *Arch Phys Med Rehabil. 2011; 92(9): 1431-6.*

[138] KOMPOLITI K, GOETZ CG, LEURGANS S, MORRISSEY M, SIEGEL IM. (2000) "On" freezing in Parkinson's disease: resistance to visual cue walking devices. *Mov Disord. 15: 309-12.*

[139] CUBO E, MOORE CG, LEURGANS S, GOETZ CG. (2003) Wheeled and standard walkers in Parkinson's disease patients with gait freezing. *Parkinsonism Relat Disord. 10: 9-14.*

Maladie de Parkinson : troubles posturaux et de l'équilibre

J.-P. Bleton

INTRODUCTION

Les troubles posturaux et de l'équilibre postural constituent deux des six symptômes composant les signes axiaux de la maladie de Parkinson (MP). Les signes axiaux sont les signes moteurs qui touchent l'axe médian du corps. Ils apparaissent en général après 10 ans d'évolution, au stade de maladie avancée. Ils sont dus à l'aggravation de lésions cérébrales non dopaminergiques [1]. Ils sont une cause importante de handicap moteur et contribuent en grande partie à l'altération de la qualité de vie. Leur faible réponse aux traitements par Levodopa fait des troubles posturaux et de l'équilibre une cible privilégiée de la rééducation.

LES TROUBLES POSTURAUX

Les troubles de la posture sont évalués par l'item 28 de l'UPDRS III (UPDRS moteur) [2] (Tableau 1). Les déformations axiales de la MP sont caractéristiques. La flexion du tronc vers l'avant est associée à un certain degré d'inflexion latérale du rachis. Ces déformations du rachis, relèvent le plus souvent de mécanismes centraux expliquant leurs variations en fonction des fluctuations d'efficacité des traitements médicaux. Elles sont souvent à l'origine de douleurs musculo-squelettiques qui s'imbriquent avec les douleurs parkinsoniennes. Les formes évoluées sont particulièrement invalidantes (camptocormie, syndrome de la "Tour de Pise", syndrome de la tête tombante et scoliose vraie). Il s'agit comme le suggèrent Bloch F. *et al.* [3] de formes particulières de MP résultant d'un dysfonctionnement neuronal non dopaminergique des ganglions de la base.

La camptocormie est définie comme une flexion marquée au niveau de la région lombo-thoracique, avec une possibilité de correction presque complète en décubitus dorsal. Le syndrome de la "Tour de Pise" est le nom donné à une inclinaison latérale marquée (>10°) qui peut être complètement réduite passivement ou en décubitus dorsal. Cette attitude semble plus fréquente chez les patients dont la présentation clinique est très

Tableau 1 : Examen moteur (UPDRS III) - Item 28

Posture	
0	Normale
1	Pas tout à fait droite, posture légèrement fléchie : cette attitude peut être normale pour une personne plus âgée
2	Posture modérément fléchie, nettement anormale : peut être légèrement penchée d'un côté
3	Posture sévèrement fléchie avec cyphose : peut être modérément penchée d'un côté
4	Flexion marquée avec posture très anormale

asymétrique. Le glissement antérieur de la tête en antécolis est particulièrement caractéristique. Il apparaît souvent précocement. Les formes sévères d'antécolis constituent le syndrome de la tête tombante. Elles se manifestent par une flexion cervicale marquée (> 45°) réductible volontairement ou passivement [4]. Le patient est souvent capable de relever la tête plus ou moins complètement mais incapable de la maintenir droite contre la pesanteur. L'attitude en permanence fléchie de la tête est peu fonctionnelle. Elle réduit le champ de vision et augmente le risque de chute vers l'avant.

Le terme de scoliose est attribué à une déformation en flexion latérale (> 10°) mesurée par la méthode de Cobb [5] et qui, contrairement aux trois déformations précédentes, ne peut pas être réduite par des mouvements passifs ou actifs. Les radiographies montrent une rotation vertébrale axiale évidente.

Les causes précises des troubles posturaux demeurent inconnues mais différents facteurs semblent y être associés :

1 - La répartition asymétrique de la rigidité, prédominant à la fois d'un côté et sur les muscles fléchisseurs du tronc est classiquement évoquée pour expliquer les déformations. L'examen clinique met en évidence un déséquilibre musculaire entre muscles fléchisseurs rigides et muscles érecteurs du rachis déficitaires. Il n'est pas rare que les muscles axiaux les plus rigides soient paradoxalement situés au niveau de la convexité [6] et que l'inflexion latérale soit située du côté opposé à celui où la MP a débuté [7]. L'hyperactivité musculaire est plus marquée dans les muscles paravertébraux de la région dorsale et au niveau du muscle abdominal oblique du côté de l'inflexion [8].

Si la rigidité semble jouer un rôle important dans la constitution des déformations, des activités dystoniques aux niveaux des muscles fléchisseurs du tronc comme les muscles droits de l'abdomen et/ou le muscle carré des lombes peuvent être impliquées. Les modifications de l'intensité des déformations en fonction des fluctuations d'efficacité du traitement (périodes "On" et "Off") sont en faveur des activités dystoniques. Le traitement par injections de toxine botulique dans les muscles cibles est à envisager [9]. Dans cette situation l'option de rééducation consiste à rechercher le relâchement des muscles hypertoniques puis corriger de manière passive et active les déformations rachidiennes.

2 - Le défaut d'activation des muscles antigravitaires constitue une deuxième explication de la survenue des déformations rachidiennes. L'examen clinique montre la corrélation étroite entre la faiblesse des muscles du rachis assurant le redressement axial et la sévérité des déformations. Le déficit de force musculaire des extenseurs et des rotateurs du tronc est retrouvé dès les premiers stades de la maladie [10]. Plusieurs études portant sur des déformations posturales évoluées font état d'une myopathie des muscles paravertébraux confirmée par l'imagerie IRM qui montre la présence de zones hypodenses dans la musculature axiale, et par des tracés myogènes à l'EMG.

On peut se poser la question de savoir si la pratique d'exercices actifs sur une musculature en voie de dégénérescence n'a pas un effet délétère. L'expérience pratique montre le contraire et confirme l'intérêt d'une activation motrice régulière et soutenue. Le renforcement des muscles érecteurs du rachis avec haltères ou charges additionnelles s'avère utile pour combattre le déficit de la musculature axiale, retardant et parfois corrigeant les troubles posturaux du rachis [11]. Il est également un excellent moyen de remédier aux douleurs liées à la sous-utilisation et aux mauvais positionnements.

Tableau 2 : Causes à rechercher pour de troubles posturaux d'installation rapide

- Parkinson plus
- Causes iatrogènes ou déséquilibre transitoire du traitement médical
- Troubles musculosquelettiques (séquelles de chute, ostéoporose...)
- Conséquences posturales des douleurs parkinsoniennes
- Pathologie intercurrente
- Fluctuations non motrices
- Syndrome dépressif

3 - Le déficit d'intégration des informations proprioceptives des muscles antigravitaires permet également d'expliquer le défaut d'orientation posturale [12]. Des tests en station debout les yeux fermés sur des plateformes oscillant de manière particulièrement lente (au-dessous du seuil de perception vestibulaire pour isoler l'information proprioceptive) ont montré que les patients parkinsoniens ne peuvent pas maintenir la position debout par la seule information proprioceptive [13]. Ce déficit de perception de la posture érigée laisse prévaloir l'activité des muscles fléchisseurs.

Dans cette situation, la rééducation est organisée de manière à solliciter la perception de la verticale subjective et des sensations générées par une posture corrigée.

Les troubles de la posture d'installation rapide doivent faire chercher une autre origine dont le traitement sort le plus souvent du champ de la rééducation (Tableau 2).

Les déformations rachidiennes en flexion sont parfois si sévères que seul un corset peut en stabiliser l'évolution. Le corset de maintien dorso-lombaire type Vésinet est souvent prescrit [14]. Cette orthèse monovalve présentant une découpe haute en avant assure une correction passive anticyphose. Elle est indiquée dans les attitudes cyphosantes des patients capables de se corriger volontairement. Quel que soit le type de corset proposé, son port ne dispense pas de la pratique régulière d'une gymnastique statique posturale. Une minerve de maintien est indiquée dans les formes sévères de syndrome de la tête tombante. Sa prescription est précédée par une période de rééducation veillant à réduire les raideurs rachidiennes et revalider la musculature posturale du rachis cervical. Le port de la minerve est systématiquement associé à une rééducation [15].

LES TROUBLES DE L'ÉQUILIBRE POSTURAL

Les troubles de l'équilibre postural signent l'entrée dans la phase de maladie avancée. Leur présence est caractéristique du stade 3 de l'échelle de sévérité de Hoehn et Yahr [2] (Tableau 3).

Différentes causes en sont à l'origine dont la diminution de force des muscles du rachis et des membres inférieurs, le déficit de la perception des informations proprioceptives et visuelles ainsi que la réduction de la surface d'appui au sol [16]. Ils sont également la conséquence de troubles des ajustements posturaux qui précèdent ou accompagnent le mouvement volontaire ou une perturbation externe.

Tableau 3 : Classification de Hoehn et Yahr

Stade 0	Pas de signe de la maladie
Stade 1	Atteinte unilatérale avec handicap fonctionnel minime ou nul
Stade 1,5	Maladie unilatérale avec atteinte axiale
Stade 2	Atteinte bilatérale ou axiale, sans altération de l'équilibre
Stade 2,5	Maladie bilatérale légère avec retentissement lors du test de la poussée
Stade 3	**Atteinte bilatérale modérée ; apparition d'une altération de l'équilibre, mise en évidence lorsque le malade change de direction ou lorsqu'on le pousse alors qu'il se tient debout, pieds joints et yeux fermés. À ce stade, il présente une certaine gêne fonctionnelle dans ses activités, mais peut poursuivre son travail en fonction de son type d'emploi**
Stade 4	Développement complet de la maladie qui entraîne une incapacité sévère. Le malade peut encore se tenir debout et marcher sans aide, mais avec de grandes difficultés
Stade 5	Sans assistance, le malade ne peut se déplacer qu'en fauteuil roulant ou est alité

La stabilité posturale est évaluée par l'item 29 de l'UPDRS III qui apprécie la réponse à un déplacement postérieur soudain et bref, produit par le tirage au niveau des épaules alors que le patient est debout les yeux ouverts et les pieds légèrement écartés. Le patient doit être prévenu (Tableau 4).

Une évaluation plus complète nécessite la passation d'autres tests spécifiques des troubles de l'équilibre postural comme :

- *Le Shoulder Tug Test (expected)* [17] qui évalue les conséquences des activités en double tâche sur l'équilibre postural. Pour ce test, l'examinateur tire soudainement le patient par les épaules vers l'arrière avec suffisamment de force pour le déstabiliser. Le test est réalisé une fois avec et une fois sans double tâche cognitive associée (comme réciter les jours de la semaine à l'envers) pour évaluer l'influence de la deuxième tâche. Les réactions posturales en situation de double tâche sont un bon indicateur du risque de chute et des troubles de l'équilibre postural en rapport avec des troubles attentionnels.
- *Le Steady Standing Test* [18] qui comprend une série de tests simples d'équilibre en station debout à réaliser les yeux ouverts avec et sans tâche associée (réciter les jours de la semaine à l'envers) :
  1) Les pieds écartés de 10 cm,
  2) Les pieds rapprochés,
  3) En position semi-tandem (un pied devant l'autre, avec un écartement de 10 cm dans le plan frontal entre les deux pieds),
  4) En position tandem (un pied devant l'autre comme le funambule sur son fil),
  5) En appui unipodal, le genou de la jambe levée est fléchi à 45°.

Tableau 4 : Examen moteur (UPDRS III) - Item 29

Stabilité posturale	
0	Normale
1	Rétropulsion mais rétablit l'équilibre sans aide
2	Absence de réponse posturale : peut tomber si elle n'est pas retenue par l'examinateur
3	Très instable, tend à perdre l'équilibre spontanément
4	Incapable de se tenir debout sans aide

Différentes options de rééducation des troubles de l'équilibre postural ont fait la preuve de leur efficacité. Elles ont chacune une action spécifique sur l'une des causes du déséquilibre postural.

1 - Les postures en procubitus agissent sur la rétropulsion. La rétropulsion se manifeste par la tendance spontanée à porter le poids du corps vers l'arrière en station debout bipodale. Il suffit de tirer légèrement le patient par le dos de son vêtement pour qu'il perde l'équilibre. Elle compromet la station debout et les activités motrices impliquant l'ensemble du corps (se lever d'un siège, faire demitour). La rétropulsion est aggravée par les déformations orthopédiques telles que l'équin des pieds ou l'hyperlordose cervicale. Cette manifestation singulière a fait l'objet de nombreuses observations en particulier posturographiques qui ont montré qu'elle se manifeste essentiellement dans la forme akinétorigide de la MP, respectant en général la forme tremblante.

La tendance à porter le poids du corps vers l'arrière est améliorée parfois de manière spectaculaire, mais pour une courte durée, par des postures d'une vingtaine de minutes en appui facial sur un plan incliné à 45° [19]. Pour prolonger l'effet de ces postures à plat ventre, il est conseillé au patient de s'installer au cours de la journée en position assise, le buste et la tête penchés vers l'avant les coudes appuyés sur la table placée devant lui.
D'autres méthodes de rééducation sont proposées pour corriger la rétropulsion comme la réalisation de tâches de pointage obligeant à porter le corps vers l'avant ("licorne de Bon-Saint-Come") [20] ou la correction du placement corporel sur des plateaux de posturofeedback.

2 - Le renforcement musculaire a une action directe sur le déficit de force des muscles antigravitaires. L'usage de cette approche rééducative longtemps décriée dans les affections neurologiques centrales, a su s'imposer dans la rééducation de la MP pour limiter ou réduire les troubles de la posture et de l'équilibre postural. Hirsch M. *et al.* [21] ont montré que la mise en place d'un programme d'entraînement à haute intensité de résistance (80 % de 4 répétitions maximales) associé à un programme de rééducation de l'équilibre permet d'améliorer la force et l'équilibre. Plus récemment, Hass CJ. *et al.* [22] ont confirmé l'intérêt d'un programme entraînement de 10 semaines de renforcement des muscles fléchisseurs et extenseurs du genou à haute intensité de résistance (70 % de la répétition maximale) pour améliorer l'équilibre postural et la marche. Le renforcement des muscles des membres inférieurs et du tronc réduit la rigidité améliorant ainsi les troubles de l'équilibre postural [23]. Cette constatation souligne l'intérêt d'inclure le renforcement musculaire dans les programmes de rééducation. [24].

3 - La méthode Lee silverman Voice traitement BIG® (LSVT BIG®) est utilisée pour obtenir des réactions d'ajustement postural de grande amplitude. Cette approche rééducative est inspirée des principes de la méthode LSVT LOUD® développés par Lorraine Ramig. *et al.* [25] qui proposent d'améliorer les troubles de la phonation par des stages intensifs d'entraînement de voix projetée. La LSVT BIG® a pour objectif d'augmenter l'amplitude des mouvements en y associant un rétrocontrôle continu de la performance motrice. Elle se pratique sous la forme de stages. Chacune des séances du stage est constituée de multiples mouvements de grande amplitude de l'ensemble du corps en position assise pratiqués sur un rythme soutenu et d'exercices multidirectionnels en position debout (fentes, atteintes de cibles). Le programme est complété par des exercices fonctionnels constitués de gestes à intégrer dans la vie de tous les jours comme se relever de la position assise pour se mettre debout avec le même objectif de gain d'amplitude.

L'étude par Ebersbach G. *et al.* [26] a montré une amélioration significative du sous-score moteur de UPDRS ainsi qu'une amélioration du test *Timed Up and Go* et une tendance marquée de l'amélioration du test chronométré de marche sur 10 mètres. L'amélioration de l'équilibre est confirmée par l'étude de Janssens J. *et al.* [27] qui a montré entre autre une amélioration du Functional Reach Test après les stages de LSVT BIG. Il apparaît donc que l'entraînement par LSVT BIG® permet d'améliorer les troubles de l'équilibre non seulement au cours des séances de rééducation mais également dans les activités de la vie quotidienne.

4 - La défaillance des stratégies de rattrapage du pas sur le côté est à l'origine de déséquilibres voire de chutes qui ne sont pas améliorées par les traitements médicaux. Il est donc conseillé d'inclure dans le programme de rééducation de l'équilibre en station debout et de la marche des exercices d'éducation du pas latéral visant à augmenter la rapidité et la largeur du pas de même que le changement d'appui d'un pied sur l'autre. Des patients soumis à des programmes quotidiens d'entraînement intensif de tractions et de poussées déséquilibrantes les incitant à réagir vivement par des pas de rattrapage, augmentent la longueur et la vitesse de réaction des pas de rattrapage et ainsi leur stabilité posturale. Les effets se poursuivent audelà de l'arrêt des séances [28, 29 et 30].

5 - D'autres activités à caractère plus ludique sont associées à la rééducation de l'équilibre pour en compléter les effets comme :
- Le Tai Chi et le QI Gong, activités gymniques qui impliquent fortement le système attentionnel et la coordination des gestes, ont une action sur l'équilibre [31].
- La réalité virtuelle utilisée sous la forme de jeux informatiques type Nintendo Wii [32] ou Microsoft Kinect [33], s'est également avérée utile pour corriger les troubles de l'équilibre de patients atteints de MP comme ceux des personnes âgées.

CONCLUSION

La prévention de la survenue ou de l'aggravation des troubles de la posture et de l'équilibre est réalisée au cours de bilans cliniques réguliers et par le suivi comparatif du score axial (sous-score de l'UPDRS moteur). Ces bilans cliniques, recommandés par la Haute Autorité de Santé (H.A.S.) [34], permettent d'établir les mesures pratiques et rééducatives pour prévenir les difficultés à venir. Les programmes spécifiques de rééducation ou d'exercices physiques sont pratiqués suivant une procédure en tâches orientées [35] et appliqués avant même l'apparition des premières manifestations cliniques [36]. Des programmes d'éducation thérapeutique destinés aux patients sont désormais organisés dans de nombreux lieux de soins. Ils permettent au patient de mieux comprendre la symptomatologie spécifique de sa maladie, d'avoir connaissances de ses conséquences éventuelles et de connaître les moyens de les surmonter. Il peut ainsi apprendre les bonnes attitudes à observer en particulier quels exercices pratiquer, comment s'installer au fauteuil, au lit. L'objectif recherché est de lui permettre d'acquérir un savoir-faire pratique d'auto-correction et d'auto-rééducation qui va, par un effort régulier, limiter l'évolution et l'impact des troubles de la posture et de l'équilibre dans sa vie quotidienne.

RÉFÉRENCES

[1] BONNET AM, LORIA Y, SAINT-HILAIRE MH, LHERMITTE F, AGID Y. Does long-term aggravation of Parkinson's disease result from nondopaminergic lesions? *Neurology 1987; 37: 1539-42.*

[2] FAHN S, ELTON RL, UPDRS DEVELOPMENT COMMITTEE. Unified Parkinson's Disease Rating Scale. In : Fahn S, Marsden CD, Calne DB, Goldstein, Eds. Recent Developments in Parkinson's Disease. *Florham Park, NJ : Macmillan, 1987: 153-63.*

[3] BLOCH F, HOUETO JL, TEZENAS DU MONTCEL S, *et al.* Parkinson's disease with camptocormia. *J Neurol Neurosurg Psychiatry. 2006 Nov; 77: 1223-8.*

[4] DOHERTY KM, VAN DE WARRENBURG BP, PERALTA MC, SILVEIRA-MORIYAMA L, *et al.* Postural Deformities in Parkinson's disease. *The Lancet Neurology. juin 2011; 10: 538-49.*

[5] COBB JR. Outline for the study of scoliosis. In : Edwards JW, ed. Instructional course lecture. Vol 5. *Ann Arbor, Michigan: American Academy of Orthopaedic Surgeons, 1948: 261-75.*

[6] DUVOISIN R, MARSDEN C. Note on the scoliosis of Parkinsonism. *J Neurol Neurosurg Psychiatry 1975; 38: 787-93.*

[7] DE SÈZE M, LAVIGNOLLE B, MAZAUX JM, SCHAEVERBEKE T, TISON F, VITAL JM. Déviations rachidiennes et maladie de Parkinson. *Rev Rhum 2004; 71: 290-6.*

[8] TASSORELLI C, FURNARI A, BUSCONE S, *et al.* Pisa syndrome in Parkinson's disease: clinical, electromyographic and radiological characterization. *Mov Disord 2012; 27: 227-35.*

[9] AZHER SN, JANKOVIC J. Camptocormia: Pathogenesis, Classification, and Response to Therapy. *Neurology 2005; 65: 355-9.*

[10] BRIDGEWATER KJ, SHARPE MH. Trunk Muscle Performance in Early Parkinson's disease. *Phys Ther 1998; 78: 566-76.*

[11] DAVID FJ, RAFFERTY MR, ROBICHAUD JA, *et al.* Progressive Resistance Exercise and Parkinson's Disease: A Review of Potential Mechanisms. *Parkinsons Dis 2012 ; 2012, Article ID 124527, 10 pages.*

[12] Wright WG, GURFINKEL VS, KING LA, NUTT JG, CORDO PJ, HORAK FB. Axial Kinesthesia is Impaired in Parkinson's Disease: Effects of Levodopa. *Exp Neurol 2010; 225 : 202-9.*

[13] VAUGOYEAU M, VIEL S, AMBLARD B, AZULAY JP, ASSAIANTE C. Proprioceptive Contribution of Postural Control as Assessed from very Slow Oscillations of the Support in Healthy Humans. *Gait Posture 2008; 27: 294-302.*

[14] EISENMANN H, BOYOT M, GUILLET C, MULOT P. Le corset du Vésinet dans la Scoliose de l'Adulte. Efficacité d'une Orthèse Corrigeant la Déformation Sagittale. *In "International Symposium on 3-D Scoliotic Deformities", Montréal, 1992: 573-83.*

[15] MACÉ Y, YAHIA M, RANNOU F, LEFEVRE-COLAU MM, POIRAUDEAU S, REVEL M. Value of Intensive Rehabilitation in Fixed Dropped Head Syndrome. *Ann Readapt Med Phys 2005; 48: 207-11.*

[16] NALLEGOWDA M, SINGH U, HANDA G, *et al.* Role of Sensory Input and Muscle Strength in Maintenance of Balance, Gait, and Posture in Parkinson's Disease: a Pilot Study. *Am J Phys Med Rehabil 2004; 83: 898-908.*

[17] MORRIS M, IANSEK R, SMITHSON F, HUXHAM F. Postural Instability in Parkinson's Disease: a Comparison with and without a Concurrent Task. *Gait Posture 2000; 12: 205-16.*

[18] NUTT JG, MARSDEN CD, THOMPSON PD. Human Walking and Higher-Level Gait Disorders, Particularly in the Elderly. *Neurology 1993; 43: 268-79.*

[19] BILTIAU E, MIGNOLET J. La latéropulsion du malade hémiplégique. *Kinésither sci 1994; 336: 24-8.*

[20] DESEZE M, WIART L, BON-SAINT-COME A, *et al.* Rehabilitation of Postural Disturbances of Hemiplegic Patients by Using Trunk Control Retraining During Exploratory Exercises. *Arch Phys Med Rehabil 2001; 82: 793-800.*

[21] HIRSCH MA, TOOLE T, MAITLAND CG, RIDER RA. The Effects of Balance Training and High-intensity Resistance Training on Persons with Idiopathic Parkinson's Disease. *Arch Phys Med Rehabil 2003; 84: 1109-17.*

[22] HASS CJ, BUCKLEY TA, PITSIKOULIS C, BARTHELEMY EJ. Progressive Resistance Training Improves Gait Initiation in Individuals with Parkinson's Disease. *Gait Posture 2012; 35: 669-73.*

[23] BARTOLI⊠ A, PIRTOŠEK Z, ROZMAN J, RIBARI⊠ S. Postural stability of Parkinson's disease patients is improved by decreasing rigidity. *Eur J Neurol 2005; 12: 156-9.*

[24] MARK A. HIRSCH MA, TOOLE T, MAITLAND CG, RIDER RA. The Effects of Balance Training and High-Intensity Resistance. Training on Persons With Idiopathic Parkinson's Disease. *Arch Phys Med Rehabil 2003; 84: 1109-17.*

[25] RAMIG LO, SAPIR S, COUNTRYMAN S, PAWLAS AA, O'BRIEN C, HOEHN M, *et al.* Intensive voice treatment (LSVT®) for patients with Parkinson's disease: a 2 year follow up. *J Neurol Neurosurg Psychiatry 2001; 71: 493-8.*

[26] EBERSBACH G, EBERSBACH A, EDLER D, *et al.* Comparing exercise in Parkinson's disease -the Berlin BIG Study. *Mov Disord 2010; 25: 1902-8.*

[27] JANSSENS J, MALFROID K, NYFFELER T, BOHLHALTER S, VANBELLINGEN T. Application of LSVT BIG Intervention to Address Gait, Balance, Bed Mobility, and Dexterity in People With Parkinson Disease: A Case Series. *Phys Ther. 2014. [Epub ahead of print].*

[28] KING L, HORAK F. Lateral Stepping for Postural Correction in Parkinson's Disease. *Arch Phys Med Rehabil 2008; 89: 492-9.*

[29] JÖBGES M, HEUSCHKEL G, PRETZEL C, *et al.* Repetitive Training of Compensatory Steps: a Therapeutic Approach for Postural Instability in Parkinson's Disease. *J. Neurol Neurosurg Psychiatry, 2004; 75: 1682-7.*

[30] SHEN X, MAK M. Repetitive Step Training with Preparatory Signals Improves Stability Limits in Patients with Parkinson's Disease. *J Rehabil Med 2012; 44: 944 9.*

[31] LI F, HARMER P, FITZGERALD K, *et al.* Tai Chi and Postural Stability in Patients with Parkinson's Disease. *N Engl J Med 2012 ; 366 : 511-9.*

[32] MHATRE PV, VILARES I, STIBB SM, *et al.* Wii Fit Balance BoardPplaying Improves Balance and Gait in Parkinson Disease. *PM R 2013; 5: 769 77.*

[33] POMPEU JE, ARDUINI LA, BOTELHO AR, *et al.* Feasibility, Safety and Outcomes of Playing Kinect Adventures!TM for People with Parkinson's Disease: a Pilot Study. *Physiotherapy 2014; 100: 162-8.*

[34] HAUTE AUTORITÉ DE SANTÉ. Guide du Parcours de soins. *Maladie de Parkinson. 2012.*

[35] SUNVISSON H, EKMAN SL, HAGBERG H, LÖKK J. An Education Programme for Individuals with Parkinson's Disease. *Scand J Caring Sci 2001; 15: 311-7.*

[36] DIBBLE LE, ADDISON O, PAPA E. The Effects of Exercise on Balance in Persons with Parkinson's Disease: A Systematic Review Across the Disability Spectrum. *J Neurol Phys Ther 2009; 33: 14 26.*

Données récentes sur la physiopathologie et les formes cliniques de la sclérose en plaques

O. Gout

PHYSIOPATHOLOGIE DE LA SEP

Ces dernières années ont vu d'importants progrès réalisés dans la connaissance de la physiopathologie de la maladie, tant sur le plan du dysfonctionnement de l'immunité que sur celui des facteurs de susceptibilité génétiques et environnementaux.

Auto-immunité dans la SEP

La vision traditionnelle, issue du modèle de l'encéphalite allergique expérimentale, d'une maladie médiée par les lymphocytes T a été modifiée par la prise en compte de l'immunité innée et du rôle des lymphocytes B.

Classiquement, l'inflammation de la SEP est secondaire à l'infiltration de lymphocytes T auto-réactifs, spécifiques d'antigènes myéliniques, produisant soit de l'interféron gamma (Th1) soit de l'interleukine 17 (Th17) activés dans le sang périphérique par des facteurs inconnus. Les lymphocytes CD8 + tout comme les cellules NK participent également à la réponse immune pathologique. Le rôle des lymphocytes B a été mis en évidence par l'effet positif du traitement par le rixumab (anticorps monoclonal anti-CD20) sur l'évolution de la SEP rémittente [1]. Cette immunité acquise est modulée par les cellules T régulatrices (Treg) qui permettent de contrôler la réponse immune pathologique. Une altération de la fonction régulatrice de ces lymphocytes a été mise évidence dans la SEP [2].

L'immunité innée qui comprend les monocytes, les cellules dendritiques et la microglie intervient également, en particulier dans la phase secondairement progressive de la maladie.

En dépit de nombreuses études, on ne connaît pas l'antigène responsable de l'auto-immunité et il est vraisemblable qu'il y en a plusieurs. On ne sait pas non plus si cette auto-immunité est primitive ou secondaire à une atteinte du système nerveux.

Anatomopathologie de la SEP

L'anatomopathologie traditionnelle caractérisait la maladie par la présence d'une inflammation (périveinulaire) et d'une démyélinisation du système nerveux central avec un respect relatif de l'axone. L'examen histo-immunologique des plaques actives a permis de mettre en évidence une hétérogénéité dans la composition cellulaire permettant ainsi de distinguer 4 profils en fonction du mécanisme supposé de la démyélinisation [3]. Dans les profils I et II la démyélinisation était associée à des lymphocytes T et des macrophages ; il existait en plus dans le pattern II des immunoglobulines et des dépôts de complément le long de la myéline suggérant un mécanisme humoral. Le profil III était caractérisé par la présence d'oligodendrocytes apopoptiques et une perte préférentielle de la Myelin-Associated Glycoprotein (MAG). L'atteinte de la MAG, localisée dans la partie la plus distale du prolongement de l'oligodendrocyte, traduisant la souffrance de l'oligodendrocyte. Le profil 4 est plus rare, il est caractérisé par une mort non apopoptique de l'oligodendrocyte. Dans ce travail, il a été observé toujours le même profil de démyélinisation chez un patient donné. En revanche, les différents profils pouvaient s'observer dans les différentes formes évolutives de SEP (rémittente, secondairement progressive ou progressive d'emblée). Les profils II et III sont les plus fréquents suivis du profil I puis du profil IV. Ces distinctions sont importantes, car elles suggèrent des mécanismes de démyélinisation différents selon les patients et en conséquence une approche thérapeutique différente.

L'atteinte de la substance blanche corticale est constante, mais plus fréquente dans les formes progressives. Les plaques corticales actives sont associées à une inflammation méningée et à la présence dans les formes agressives à des organes lymphoïdes tertiaires [4, 5]. L'atteinte de la substance blanche des noyaux gris centraux peut également s'observer. La substance blanche supposée normale (en IRM) est souvent anormale sur le plan anatomopathologique : il existe une pâleur diffuse de la myéline et souvent une inflammation périvasculaire ou parenchymateuse composée de cellules CD8+ et de lymphocytes B associés à de la microglie activée [6].

L'atteinte axonale et neuronale est la conséquence d'un long processus qui débute par une inflammation focale puis par une inflammation chronique diffuse du parenchyme et des méninges. Plusieurs mécanismes sont impliqués : le stress oxydatif, l'atteinte des mitochondries et le dysfonctionnement des canaux ioniques.

Les facteurs génétiques

Les facteurs génétiques interviennent dans la susceptibilité et dans la progression de la SEP. Les études épidémiologiques ont révélé que le risque de SEP dans la population générale est d'environ 0.1 % ; ce risque est de 25 à 30 % chez le jumeau homozygote d'un patient SEP et d'environ 2 à 5 % chez les parents (frère, parent enfant) au 1er degré d'un patient SEP.

L'association entre les gènes HLA et la SEP est connue depuis de nombreuses années. L'allèle HLA-DRB1*15 :01 est celui qui confère le plus grand risque de SEP (l'odd ratio est de 3.10 dans la population anglaise) [7].

Les études d'associations pan génomiques (Genome Wide Association Studies, GWAS) menées au cours de ces dernières années ont permis d'identifier de nombreux variants intervenants dans la susceptibilité génétique à la SEP autres que ceux du système majeur d'histocompatibilité. Les gènes impliqués sont des gènes associés aux mécanismes immunologiques, ils sont plus souvent situés dans les régions régulatrices que dans les régions codantes. Les conséquences fonctionnelles de ces variants sont pour la grande majorité inconnues. Cependant, certains variants étudiés modifient l'épissage des gènes entraînant des modifications significatives des différentes isoformes [8].

L'allèle HLA-DRB1*15 :01 influe sur l'âge de début de la maladie (chaque copie contribue à avancer l'âge de début de la SEP de 11 mois) [9].

En revanche, il n'a pas été possible à ce jour d'associer des variants non-HLA à une forme clinique de la SEP.

Les facteurs environnementaux

La répartition de la SEP dans le monde et les études de migrants ont montré une relation entre la latitude et la prévalence de la SEP. Il existe un gradient nord-sud qui est inversement corrélé à l'exposition aux ultraviolets. Parmi les nombreux facteurs environnementaux impliqués dans la SEP, deux facteurs environnementaux ont été plus particulièrement étudiés au cours de ces dernières années : la vitamine D et l'infection par le virus Epstein-Barr.

La vitamine D est synthétisée dans la peau à partir du 7- déhydrocholestérol qui sous l'influence du rayonnement ultraviolet B (UVB) se transforme en prévitamine D3. La vitamine D subie une première hydroxylation, réalisée dans le foie par la 25-hydroxylase, transforme la vitamine D en calcidiol (25(OH)D) puis une deuxième hydroxylation, effectuée dans le rein par la 1-α-hydroxylase, transforme la 25(OH)D en calcitriol (1,25(OH)2D3), la forme active de la vitamine D. Outre son rôle sur le métabolisme osseux, la vitamine D intervient dans l'immunité : 1) des récepteurs à la vitamine D sont présents à la surface des lymphocytes T et B activés, des macrophages ; 2) la vitamine D intervient dans la maturation des cellules dendritiques et dans la modulation de la réponse immune à un antigène. De plus l'hypovitaminose D a été impliquée dans la genèse de nombreuses maladies auto-immunes [10]. Dans la SEP les taux sanguins de vitamine D3 sont plus bas que chez les témoins [11].

Lorsque la SEP est déclarée, on observe également une influence de la concentration de la vitamine D sur l'activité de la maladie. Ainsi, la vitesse de progression du handicap, le taux annualisé de poussées et l'activité IRM sont associés à la concentration plasmatique de vitamine D [12, 13, 14]. Le taux de vitamine D est donc un facteur pronostique de la SEP. Plusieurs études sont actuellement en cours pour déterminer si la supplémentation en vitamine D prévient le développement de la SEP chez les patients qui ont présenté un syndrome clinique isolé et si cette supplémentation modifie l'évolution de la SEP chez les patients porteurs d'une SEP cliniquement définie.

Parmi tous les virus impliqués dans la SEP, le virus EBV est le plus significativement associé à la SEP. Le virus EBV est un virus ADN double brin du groupe herpès qui infecte les lymphocytes B. Si plus de 90 % des adultes possèdent des anticorps contre le virus EBV, près de 100 % des patients SEP ont des anticorps. Le risque de SEP semble particulièrement augmenté lorsque l'infection par EBV est symptomatique (mononucléose infectieuse) et survient à l'âge adulte (le risque serait multiplié par 2.3 comparé à celui d'individus séropositifs qui n'ont pas fait de mononucléose infectieuse). A l'inverse, le risque de SEP est très diminué chez les individus qui n'ont pas d'anticorps anti-EBV.

Il est vraisemblable qu'il existe un effet additif des facteurs environnementaux et génétiques.

Ainsi, avoir eu une mononucléose infectieuse et être porteur de l'allèle HLA-DRB1*15 :01 multiplie par 10 le risque de SEP [17].

FORMES CLINIQUES

Le flou concernant la définition des formes évolutives de la SEP, en particulier de formes progressives a conduit en 1996 un comité international à proposer des définitions précises issues d'un consensus d'experts.

La forme rémittente récurrente (RR) est caractérisée par la présence de poussées (avec ou sans séquelles séparées des périodes sans progression). La forme secondairement progressive (SP) suit une période initialement RR et se caractérise par une progression de la maladie indépendamment de toute poussée, toutefois il peut exister des poussées surajoutées ainsi que des périodes de rémissions et en plateau. Dès 1996, un comité international proposait, outre les formes RR et SP, deux autres formes cliniques : la forme progressive primaire (progression du handicap, dès le début de la maladie avec ou sans plateau ni rémissions, PP) et la forme progressive avec poussées surajoutées (progressive-rémittente, PR). Ces définitions ont permis de supprimer les termes de forme chronique progressive et celui de forme rémittente progressive pour lesquels aucun consensus n'était obtenu.

Ce comité définissait deux autres catégories dépendantes de la sévérité de la maladie : la forme bénigne (le patient est "fonctionnel" dans toutes les fonctions neurologiques 15 ans après le début de sa maladie) et la forme maligne (maladie caractérisée par une évolution rapide et progressive conduisant à une invalidité dans plusieurs fonctions neurologiques ou au décès). Il soulignait par ailleurs que les données IRM étaient insuffisantes à l'époque pour les inclure dans les définitions proposées.

En 2013, une révision de ces formes cliniques a été entreprise [19] pour inclure les données de l'imagerie, en revanche les données concernant les biomarqueurs et l'électrophysiologie jugées insuffisantes n'ont pas été prises en compte.

Tout en conservant les définitions des formes cliniques précédentes (RR, SP, PP, PR), les auteurs ont introduit deux nouvelles formes évolutives : le syndrome clinique isolé (SCI) et le syndrome radiologique isolé (SRI).

Le syndrome clinique isolé correspond à la 1re manifestation clinique caractéristique d'une lésion inflammatoire et démyélinisante (névrite optique, myélite...). Le SCI lorsqu'il est associé à des lésions asymptomatiques suggestives sur l'IRM initiale comporte un risque élevé d'évolution en SEP cliniquement définie. Toutefois, le SCI n'évolue par forcément en une SEP, en revanche pour ce faire il doit remplir les critères de dissémination dans le temps soit par la clinique (apparition d'une nouvelle poussée) soit par l'imagerie (apparition de nouvelles lésions).

Le syndrome radiologique isolé correspond à la mise en évidence fortuite sur une IRM encéphalique de lésions évocatrices de SEP. Il n'appartient aux formes cliniques de SEP mais les auteurs recommandent un suivi prospectif.

La nouvelle classification tient compte de l'activité de la maladie et de la progression de l'invalidité.

L'activité de la maladie peut être clinique (poussée) ou radiologique (lésions rehaussées par le gadolinium, nouvelles lésions T2 ou augmentation du volume d'anciennes lésions T2). Les auteurs recommandent la réalisation d'au moins une IRM encéphalique par an. Ainsi un patient actif sur l'IRM peut être un patient porteur d'une forme RR, SP ou PP. Un patient avec une forme PP qui présente une poussée est un patient PP-actif (ce qui permet de supprimer le terme de forme progressive rémittente).

Le terme de progression ne doit être utilisé que pour les patients en phase progressive. Pour les patients rémittents, il est suggéré d'utiliser le terme d'aggravation. Il n'existe actuellement pas de critères IRM permettant de mesurer la progression même si certaines mesures semblent intéressantes (nombre de volume des lésions T1, atrophie cérébrale, modification sur l'imagerie par transfert d'aimantation ou en tenseur de diffusion).

La progression qui survient indépendamment des poussées doit être évaluée au moins une fois par an.

CONCLUSION

La sclérose en plaques (SEP), maladie inflammatoire et démyélinisante du système nerveux central, est caractérisée, dans sa forme la plus fréquente, par une première période (phase rémittente récurrente, R) définie par la survenue d'épisodes de démyélinisations (poussées avec ou sans récupération, mais sans progression entre les poussées) localisés dans la substance blanche du système nerveux central puis après une durée variable (médiane 19 ans) par une phase progressive (phase secondairement progressive, SP) à laquelle se surajoutent ou non des poussées. L'accumulation du handicap est secondaire aux poussées (environ 40 % des poussées laissent un handicap résiduel) et à la progression, indépendante des poussées.

Les données de l'IRM encéphalique et les données anatomopathologiques ont permis de définir la phase rémittente comme une phase d'inflammation focale (activité IRM importante caractérisée par la présence de lésions rehaussées par le gadolinium) et la phase secondairement progressive comme une phase d'inflammation diffuse caractérisée par l'importance de la perte axonale. Toutefois, une perte axonale est présente dans les lésions aiguës de SEP et une activité inflammatoire persiste durant la phase SP.

À côté des formes R et SP (85 % des patients), il existe une forme primaire progressive avec ou sans poussées (15 % des patients) surajoutées, cette dernière forme évolutive est caractérisée par une progression plus rapide du handicap et une faible activité IRM.

RÉFÉRENCES

[1] HAUSER SL, *et al.* B-cell depletion with rituximab in relapsing-remitting multiple sclerosis. *N Engl J Med. 2008; 358(7): 676-88.*

[2] DOMINGUEZ-VILLAR M, BAECHER-ALLAN CM, HAFLER DA. Identification of T helper type 1-like, Foxp3(+) regulatory T cells in human autoimmune disease. *Nat Med 2011; 17(6): 673-5.*

[3] LUCCHINETTI C, BRUCK W, PARISI J *et al.* Heterogeneity of multiple sclerosis lesions: Implications for the pathogenesis of demyelination. *Ann Neurol 2000; 47: 707-17.*

[4] HOWELL OW, REEVES CA, NICHOLAS R *et al.* Meningeal inflammation is widespread and linked to cortical pathology in multiple sclerosis. *Brain 2011; 134: 2755-71.*

[5] CHOI S, HOWELL OW, CARASSITI D *et al.* Meningeal inflammation plays a role in the pathology of primary progressive multiple sclerosis. *Brain 2012 135: 2925-37.*

[6] MOLL NM, RIETSCH AM, THOMAS S *et al.* (2011). Multiple sclerosis normal-appearing white matter: pathology-imaging correlations. *Ann Neurol 2011; 70: 764-73.*

[7] DYMENT DA, EBERS GC, SADOVNICK AD. Genetics of multiple sclerosis. *Lancet Neurol 2004 ;3: 104-10.*

[8] SAWCER S, FRANKLIN RJM, BAN M. Multiple sclerosis genetics. *Lancet Neurol 2014; 13: 700-9.*

[9] The International Multiple Sclerosis Genetics Consortium, and the Wellcome Trust Case Control Consortium 2. Genetic risk and a primary role for cell-mediated immune mechanisms in multiple sclerosis. *Nature 2011; 476: 214-19.*

[10] CANTORNA MT, MAHON BD. Mounting evidence for vitamin D as an environmental factor affecting autoimmune disease prevalence. *Exp Biol Med 2004 ;229: 1136-42.*

[11] SOILU-HANNINEN M, LAAKSONEN M, LAITINEN I *et al.* A longitudinal study of serum 25-hydroxyvitamin D and intact parathyroid hormone levels indicate the importance of vitamin D and calcium homeostasis regulation in multiple sclerosis. *J Neurol Neurosurg Psychiatry, 2008 ;79 : 152-7.*

[12] SMOLDERS J, MENHEERE P, KESSELS A, DAMOISEAUX J. & HUPPERTS R. (2008) Association of vitamin D metabolite levels with relapse rate and disability in multiple sclerosis. *Multiple Sclerosis 2008 ; 14 : 1220-4.*

[13] SIMPSON Jr S, TAYLOR B, BLIZZARD L, *et al.* Higher 25-hydroxyvitamin D is associated with lower relapse risk in multiple sclerosis. *Ann Neurol, 2010 ;68: 193-203.*

[14] MOWRY EM1, WAUBANT E, McCULLOCH CE *et al.* Vitamin D status predicts new brain magnetic resonance imaging activity in multiple sclerosis. *Ann Neurol. 2012; 72: 234-40.*

[15] ASCHERIO A, MUNGER KL. Environmental risk factors for multiple sclerosis. Part I: The role of infection. *Ann Neurol 2007; 61: 288-99.*

[16] ALMOHMEED YH, AVENELL A, AUCOTT L, VICKERS MA. Systematic Review and Meta-Analysis of the Sero-Epidemiological Association between Epstein Barr Virus and Multiple Sclerosis. *PLoS ONE 2013 ;8(4): e61110. doi:10.1371/journal.pone.0061110.*

[17] RAMAGOPALAN SV, GIOVANNONI G. Can we predict multiple sclerosis? *Lancet Neurol. 2009;8: 1077-9.*

[18] LUBLIN FD, REINGOLD SC et al. Defining the clinical course of multiple sclerosis: results of an international survey. *Neurology 1996 ;46 : 907-11.*

[19] LUBLIN FD, REINGOLD SC, COHEN JA et al. Defining the clinical course of multiple sclerosis. The 2013 revisions. *Neurology 2014 ;83 :278-86.*

Traitement médicamenteux actuel et à venir dans la sclérose en plaques

R. Assouad

L'article a été rédigé à partir des articles suivants et leurs références :
(1) Actualités thérapeutiques de la sclérose en plaques - Olivier Gout, Caroline Bensa - Rana Assouad. La Revue de médecine interne 31(2010) 575-80.
(2) Nouveautés thérapeutiques et stratégies émergentes dans la sclérose en plaques - Céline Louapre, Elisabeth Maillart, Caroline Papeix, Catherine Lubetzki. médecine/sciences 2013; 29: 1105-10.

INTRODUCTION

La sclérose en plaques (SEP) est une maladie du système nerveux central (SNC) qui touche l'adulte jeune et plus particulièrement la femme. Une susceptibilité génétique associée à des facteurs environnementaux induisent un processus dysimmune complexe faisant intervenir les lymphocytes T, les lymphocytes B, les cellules microgliales et des cytokines, qui conduisent à une démyélinisation et une dégénérescence axonale et neuronale, responsable d'un handicap irréversible et progressif. Les traitements de fond disponibles ont pour but de limiter la réaction inflammatoire lymphocytaire. Ils permettent une réduction de la fréquence des poussées dans les formes rémittentes. Il n'y a pas de traitement, à ce jour, qui a montré une efficacité dans les phases progressives de la maladie en l'absence d'inflammation focale. Les traitements en développement hormis le renforcement de la stratégie anti-inflammatoire, ciblent la remyélinisation ainsi que la neuroprotection.

Tableau 1 : Traitements de la sclérose en plaques approuvés par l'agence européenne du médicament

Traitement	Doses/voie d'administration	Surveillance	Effets secondaires principaux
IFN-β 1a (Avonex®)	30 µg/semaine, intramusculaire		
IFN-β 1a (Rebif®)	22 ou 44 µg 3 fois par semaine,	INFS, enzymes hépatiques	Syndrome pseudo-grippal, réaction cutanée au sous-cutanée, site d'injection, élévation des enzymes hépatiques
IFN- β 1b (Betaferon®, Extavia®)	250 µg tous les 2 jours, sous-cutanée		
Acétate de glatiramère (Copaxone®)	20 mg/j, sous-cutanée	Aucune	
Mitoxantrone (Novantrone®)	12 mg/m^2 tous les mois pendant 6 mois, intraveineux	NFS, enzymes hépatiques, ECBU, FEVG	Cardiotoxicité, leucémie, infertilité, leucopénie, infections
Natalizumab (Tysabri®)	300 mg tous les 28 jours, intraveineux	NFS, enzymes hépatiques	LEMP, allergie (rare)
Fingolimod (Gilenya®)	0,5 mg/j, voie orale	NFS, enzymes hépatiques, ophtalmologique, cardiaque à la 1re prise	BAV et bradycardie à la 1re prise, œdème maculaire, cytolyse hépatique

NFS : numération formule sanguine ; ECBU : examen cytobactériologique urinaire ; FEVG : fraction d'éjection du ventricule gauche ; LEMP : leuco-encéphalopathie multifocale progressive ; BAV : bloc auriculoventriculaire.

Depuis l'autorisation de mise sur le marché (AMM) du premier interféron en 1995, huit molécules ont été approuvées en Europe (Tableau 1).

LES TRAITEMENTS APPROUVÉS

Les traitements de première ligne

Les interférons β (Betaferon®, Avonex®, Rebif®, Extavia®) et l'acétate de glatiramère (Copaxone®) restent le traitement de premier choix dans la SEP rémittente. Ils réduisent l'activation des lymphocytes T, inhibent la production de cytokines Th1 pro-inflammatoires, activent la sécrétion de cytokines Th2 anti-inflammatoires et/ou inhibent le passage de lymphocytes autoréactifs du sang vers le système nerveux central en modulant la perméabilité de la barrière hématoencéphalique (fig. 1, étapes 3 et 4). Alors que l'interféron β, se lie à des récepteurs présents à la surface des lymphocytes et des macrophages, l'acétate de glatiramère favoriserait une réponse Th2 anti-inflammatoire par un mécanisme qui reste mal connu. L'efficacité de ces deux traitements est identique : ils diminuent d'environ 30 % la fréquence des poussées et reduisent d'environ 60 % le nombre de nouvelles lésions en IRM.

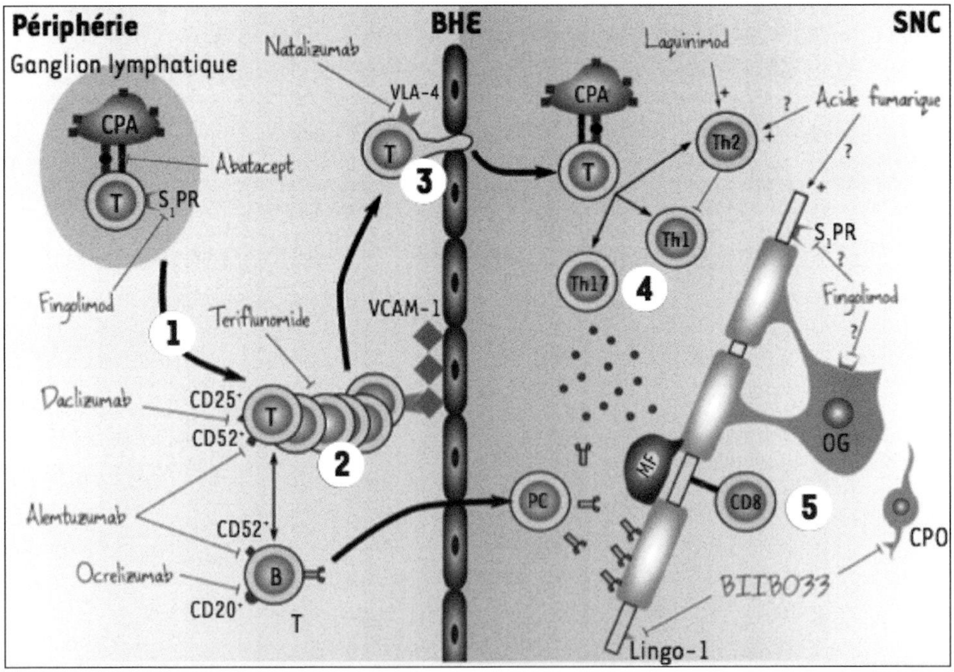

Fig. 1 : Physiopathologie de la SEP et cibles des nouveaux traitements. Principales étapes de la physiopathologie de la sclérose en plaques et cibles thérapeutiques : 1) présentation de l'antigène au lymphocyte T, sortie du ganglion lymphatique ; 2) prolifération lymphocytaire ; 3) passage de la barrière hématoencéphalique (BHE) ; 4) réaction immunitaire spécifique avec activation des Th1 et Th17 et sécrétion de cytokines pro-inflammatoires, activation des lymphocytes CD8 cytotoxiques aboutissant à une destruction de la myéline et, éventuellement, de l'axone ; et 5) remyélinisation et protection axonale. CPA : cellule présentatrice d'antigènes ; OG : oligodendrocyte ; CPO : cellule précurseur d'oligodendrocyte ; BHE : barrière hémato-encéphalique ; S1PR : récepteur de la sphingosine 1-phosphate ; SNC : système nerveux central ; Mab : monoclonal antibody.

Les traitements de deuxième ligne

Il s'agit de molécules plus efficaces que les précédentes, cependant leurs effets secondaires, pouvant être graves, limitent leur indication aux formes actives de SEP et nécessitent une surveillance rapprochée.

La mitoxantrone (ELSEP®), premier traitement à avoir été approuvé en deuxième intention dans les formes actives, est un antinéoplasique de la famille des anthracyclines. Elle réduit le nombre de poussées et l'accumulation de nouvelles lésions à l'IRM et la progression du handicap. L'efficacité de la mitoxantrone se maintient plusieurs mois après l'arrêt du traitement. Les principaux effets secondaires sont la leucémie et l'insuffisance cardiaque, quoique rares, mais pouvant survenir après l'arrêt du traitement et doivent être dépistés de façon systématique pendant cinq ans.

Le natalizumab (TYSABRI®, 2007) est un anticorps monoclonal humanisé dirigé contre l'intégrine $\alpha 4$ (VLA4), exprimée à la surface des lymphocytes actifs et des monocytes. Cette molécule est un ligand des molécules d'adhésion (VCAM, vascular cell adhesion molécule) exprimées sur l'endothélium. En bloquant l'interaction VLA4/VCAM, le natalizumab inhibe la fixation des lymphocytes activés sur l'endothélium, et empêche ainsi le passage de ces cellules immuno-compétentes à travers la barrière hémato-encéphalique, et donc leur entrée dans le système nerveux central (figure 1, étape 3). Le natalizumab diminue la fréquence annualisée des poussées d'environ 60 %, réduit d'environ 90 % le nombre de nouvelles lésions actives à l'IRM et diminue d'environ 40 % le risque d'aggravation du handicap à deux ans. Des centaines de cas de leuco-encéphalopathie multifocale progressive (LEMP), par réactivation d'une infection à polyomavirus JC ont été rapportées chez des patients sous natalizumab, ce qui pose le problème du rapport bénéfice/risque de ce traitement. Il s'agit d'une complication extrêmement sévère, secondaire à l'immunosuppression profonde et prolongée du système nerveux central. L'incidence globale de la LEMP chez les patients traités par natalizumab est estimée à deux cas pour 1 000 patients, ce risque varie en fonction de : **1)** le statut sérologique vis-à-vis du virus JC ; **2)** une durée de traitement supérieure à 24 mois ; et **3)** l'exposition antérieure à un traitement immunosuppresseur. Chez les patients ne présentant aucun de ces facteurs, le risque de survenue d'une LEMP est de 0,1/1 000. En revanche, lorsque les trois facteurs sont réunis, il est de 1/100. Les indications du natalizumab retenues en France pour l'AMM sont : – *en première ligne*, les formes sévères et d'évolution rapide, définies par deux poussées invalidantes ou plus au cours d'une année, associées à une ou plusieurs lésion(s) rehaussée(s) après injection de gadolinium sur l'IRM cérébrale ou à une augmentation significative de la charge lésionnelle en T2 par rapport à une IRM antérieure récente ; – *en deuxième ligne*, les formes très actives de la maladie, malgré un traitement par l'interféron β.

Le fingolimod (GILENYA®, 2011) est une alternative thérapeutique en deuxième intention. Il a une AMM identique à celle du natalizumab. Cet immunosuppresseur sélectif est un ligand des récepteurs sphingosine 1-phosphate (S1P1 à S1P5). Cette famille de récepteurs a une expression ubiquitaire dans l'organisme, notamment dans le système immunitaire et le cerveau. La liaison aux récepteurs exprimés par les lymphocytes conduit ces derniers à être "séquestrés" dans les organes lymphoïdes, ce qui est à l'origine de la lymphopénie périphérique et d'une diminution du nombre de lymphocytes pénétrant dans le système nerveux central (figure 1, étape 1). Ce traitement a la particularité d'être le premier traitement par voie orale (un comprimé de 0,5 mg par jour) dans la SEP, il diminue la fréquence annualisée des poussées d'environ 55 %. Ses principaux effets secondaires sont le risque de survenue d'une bradycardie, voire d'un bloc auriculoventriculaire à la première prise du fingolimod et la possibilité de la réactivation de virus du groupe herpès.

LES TRAITEMENTS À VENIR À COURT TERME

Les nouveaux immunomodulateurs par voie orale

Deux molécules par voie orale indiquée en première intention dans la SEP rémittente seront disponibles fin 2014.

Le tériflunomide (Aubagio®) inhibe de façon réversible une enzyme mitochondriale clé impliquée dans la synthèse des bases pyrimidiques pour la réplication de l'ADN et réduit ainsi l'activation et la prolifération des lymphocytes T et B (Figure 1, étape 2). A la dose de 14 mg par jour, il a la même efficacité que les immunomodulateurs injectables en diminuant le risque annualisé de poussées de 31 % par rapport au placebo. Il existe un risque de toxicité embryo-fœtale du tériflunomide identifié chez l'animal, le tériflunomide est donc contre-indiqué pendant la grossesse, l'allaitement et chez les femmes en âge de procréer n'utilisant pas de moyen de contraception fiable. Les principaux effets secondaires sont l'augmentation des enzymes hépatiques et une diminution de la densité capillaire.

L'acide diméthylfumarique (Tecfidera®) active la voie Nrf 2 (nuclear factor [erythroid-derived 2] -like 2), favorisant une réduction de la production des radicaux libres. Il entraînerait aussi une diminution des cytokines pro-inflammatoires (TNFα [tumor necrosis factor α], IL [interleukine]1β et IL6) avec une diminution de l'activation de la microglie. A la posologie de 240 mg en deux prises orale, il diminue le risque de poussée de 53 % et le nombre de nouvelles lésions de 80 %. Ses principaux effets secondaires sont des troubles gastro-intestinaux (diarrhées, nausées, douleurs abdominales hautes) surtout durant le premier mois de traitement ainsi que des bouffées congestives, observées chez 34 % des patients lors des essais cliniques.

Les anticorps monoclonaux

L'alemtuzumab (MabCampath®) est un anticorps monoclonal humanisé anti-CD52, induisant une déplétion très profonde et prolongée des lymphocytes B et T. Ses principaux effets secondaires sont la survenue de pathologie auto-immune comme le purpura thrombopénique, thyroïdites et syndrome de Goodpasture. En première ligne de traitement, il diminue le risque de poussées de 55 % par rapport à l'interféron β.

Le daclizumab est un anticorps monoclonal neutralisant dirigé contre le récepteur de l'IL2 (chaîne alpha CD25). Il inhibe la prolifération des lymphocytes T et augmente l'activité d'une population de cellules régulatrices (cellules natural killer NK).

L'ocrelizumab est un anticorps monoclonal humanisé anti-CD20 qui induit une déplétion lymphocytaire B. Les résultats de l'étude de phase II, en montrant une réduction majeure de l'activité IRM et une réduction de la fréquence des poussées, ont démontré l'importance de la réaction lymphocytaire B dans la SEP. Deux essais de phase III sont actuellement en cours dans les formes rémittente et progressive de la maladie.

LES STRATÉGIES DE REMYÉLINISATION ET DE NEUROPROTECTION

Les stratégies de remyélinisation et de neuroprotection ont pour but la protection de l'axone, dont l'atteinte, est précoce dans la maladie. Elles comportent deux aspects : la remyélinisation par voie endogène en augmentant les capacités de réparation spontanée de la myéline et la remyélinisation par voie exogène à travers la greffe de cellules potentiellement myélinisantes. Différents types cellulaires sont évalués. Les cellules souches mésenchymateuses ayant un effet immuno-modulateur et des cellules "réparatrices" restant du domaine de la recherche expérimentale : cellules olfactives engainantes, cellules souches neurales ou progéniteurs oligodendrogliaux, et cellules souches pluripotentes induites (iPS cells).

Les processus de remyélinisation endogène sont mieux connus, avec l'identification de facteurs activateurs et inhibiteurs. Lingo-1 est l'un de ces facteurs inhibiteurs ; son expression par les cellules oligodendrogliales immatures empêche leur différenciation. Dans des modèles expérimentaux, le blocage de Lingo-1 favorise la myélinisation et la remyélinisation. Ces résultats précliniques ont conduit au développement d'un anticorps monoclonal anti-Lingo-1 humanisé. Deux études de phase II sont en cours. Il s'agit de la première étude ciblant la remyélinisation dans la SEP.

CONCLUSION

Les progrès thérapeutiques, ces dernières années, ont été majeurs dans la SEP. Les immunomodulateurs injectables, interférons et acétate de glatiramère, restent les traitements de référence, au vu de leur sécurité d'emploi. L'arrivé de biothérapies plus ciblées, à efficacité plus importante, est une avancée importante dans la prise en charge des patients atteint de SEP, mais au prix d'un risque d'effets indésirables pouvant être graves. La gestion du rapport bénéfice/risque est donc omniprésente dans la stratégie thérapeutique optimale à avoir en général et de façon individuelle. Limiter et/ou réparer les lésions tissulaires utilisant des stratégies de remyélinisation et de neuroprotection sont le grand défi des années à venir.

RÉSUMÉ

La sclérose en plaques (SEP) est une maladie du système nerveux central qui touche l'adulte jeune, plus fréquemment la femme. Une susceptibilité génétique associée à des facteurs environnementaux induisent un processus dysimmune médié surtout par les lymphocytes T aboutissant à des lésions myéliniques, axonales et neuronales. L'histoire naturelle de la maladie est actuellement bien connue. L'arrivée depuis 1995 des premiers immunomodulateurs, les interférons puis l'acétate de glatiramère, a modifié fondamentalement la prise en charge des patients. Les interférons et l'acétate de glatiramère ayant une très bonne innocuité restent les molécules de référence dans la SEP rémittente. Leur efficacité est équivalente réduisant d'environ 30 % le taux de poussée. Dans les formes plus actives, la mitoxantrone (ELSEP®) a reçu l'autorisation depuis 2002. Ont suivis le premier anticorps anti-monoclonal, le natalizumab en 2007 puis le Fingolimod en 2011, premier traitement par voie orale. Deux nouvelles molécules par voie orale, en première ligne, seront disponibles fin 2014. D'autres molécules ciblant non seulement l'inflammation mais également les processus de remyélinisation et la neuroprotection sont actuellement à l'étude.

Troubles vésicosphinctériens de la sclérose en plaques

F. Le Breton, P. Raibaut, A. Guinet, P. Manceau, D. Verollet, G. Amarenco

Les troubles vésicosphinctériens sont parmi les signes le plus fréquemment décrits dans la sclérose en plaques, après la fatigue et les troubles sensitifs. Leur prévalence varie de 32 à 92.6 % avec une médiane d'apparition de 6 ans [1]. Les troubles sont inauguraux dans 10 % cas, alors corrélés à la présence de troubles urinaires et urodynamiques plus marqués au cours de l'évolution de la maladie.

Le tableau clinique est dominé par la présence d'un syndrome clinique d'hyperactivité vésicale dans 65 % des cas, et un syndrome obstructif dans 34 à 73 % des cas [2], surtout chez l'homme. L'incontinence urinaire est rapportée de façon très variable dans 19 à 80 % des cas, surtout chez la femme. Plus de la moitié des patients rapportent à la fois des signes obstructifs et irritatifs. Il est important de souligner que cette symptomatologie clinique n'est pas corrélée avec le type ou la sévérité de l'atteinte vésicosphinctérienne, d'où l'importance d'une évaluation précise à recherche de facteurs de risque uronéphrologiques. En effet, la présence d'un résidu post-mictionnel n'est pas perçue dans 47 % des cas et des anomalies urodynamiques sont retrouvées chez 50 % des patients [3]. Le tableau clinique n'est pas corrélé avec l'âge, la durée d'évolution et la forme de la SEP mais la présence de symptômes irritatifs sont plus fréquemment signalés dans les atteintes pyramidales, cérébelleuses, et corrélées à la sévérité du score EDSS.

Outre l'évaluation clinique guidée par l'interrogatoire, le catalogue mictionnel, les scores de symptômes *(Urinary Score profile)* et de la qualité de vie (Qualiveen), les évaluations paracliniques permettront d'apprécier le type de trouble urinaire et son retentissement.

En première intention, l'échographie vésicorénale permet de mettre en évidence la présence d'un résidu post-mictionnel, témoin de la mauvaise vidange vésicale, d'un éventuel retentissement sur la vessie (épaississement de la paroi vésicale, diverticules) ou sur les reins (dilatation pyélocalicielle). La normalité de cet examen et l'absence de symptômes cliniques justifient alors une surveillance et réévaluation annuelle [4].

En revanche, s'il existe des symptômes cliniques (pollakiurie, urgenturies, dysurie...) et/ou la présence d'un résidu post-mictionnel à l'échographie, il est alors recommandé de compléter l'expertise des troubles urinaires par un bilan urodynamique. Celui-ci retrouve le plus souvent une hyperactivité détrusorienne (34 à 99 % cas), parfois une hypo-contractilité du détrusor (environ 25 % des cas). Mais il peut être considéré comme normal (lors d'un enregistrement standard) dans 1 à 34 % des patients symptomatiques. Il permet également de déterminer la présence de facteurs de risque uronéphrologique (hautes pressions endovésicales, trouble de compliance vésicale, possibilité de miction volontaire ou induite par poussée abdominale, importance de la rétention urinaire). Cet examen peut être complété par une cystographie rétrograde (recherche d'un reflux vésico-urétéral) ou d'une cystoscopie (notamment si hématurie, trouble de compliance ou douleur) à la recherche de retentissement uronéphrologique ou de complications vésicales.

Les infections urinaires sont la complication la plus fréquente, rapportées chez 30 % des patients avec un taux de récurrence de 20 %. Elles sont favorisées par la présence d'un résidu > 150 ml, le port de la sonde à demeure et sont plus fréquentes chez la femme [5].

Si le pronostic uronéphrologique des neurovessies dans la SEP est bien meilleur que dans les atteintes médullaires, les complications du haut appareil urinaire (reflux, dilatation) apparaissent chez plus d'un patient sur 10 durant les 20 premières années [6, 7]. La durée d'évolution de la maladie supérieure à 15 ans, le régime de hautes pressions vésicales en cystomanométrie, la présence de contractions non inhibées du détrusor et le port d'une sonde à demeure sont reconnus comme facteur de risque de complications sur le haut appareil urinaire [8].

La prise en charge thérapeutique sera déterminée à la fois par l'avenir uronéphrologique et l'altération de la qualité de vie, et sera adaptée selon l'environnement et l'évolutivité de la maladie.

Il existe plusieurs choix thérapeutiques pour le traitement de l'hyperactivité vésicale : il est indispensable de traiter les facteurs favorisants (infection, lithiase, fécalome). Les traitements fonctionnels (rééducation périnéo-sphinctérienne, neurostimulation transcutanée du nerf tibial postérieur, ou neuromodulation sacrée) ont montré leur bénéfice sur le syndrome d'hyperactivité vésicale [9, 10]. S'il s'y associe une hyperactivité détrusorienne, il est possible de diminuer la contractilité détrusorienne par des traitements pharmacologiques oraux (anticholinergiques) ou administrés par voie endovésicale (injection de toxine botulique endovésicale) [11].

Le traitement de la dysurie et de la rétention urinaire peut conduire à proposer des traitements alphabloquants (l'HAS autorise sa prescription chez l'homme et la femme atteints de SEP), ou d'injection de toxine botulique intrasphinctérienne. En cas de dysurie sévère, de rétention spontanée ou induite par le traitement de l'hyperactivité détrusorienne, il est alors nécessaire de s'orienter vers l'apprentissage des sondages intermittents propres avec un objectif de 4 à 6 sondages par jour pour des volumes inférieurs à 450 ml. Cette technique a montré qu'elle permettait une amélioration de la qualité de vie et une diminution des complications uronéphrologiques (infections urinaires basses, pyélonéphrite, reflux) [12].

Lorsque le cathétérisme intermittent n'est pas réalisable du fait de l'évolutivité de la maladie ou de troubles cognitifs, lorsqu'il existe des complications infectieuses sévères, lorsqu'il persiste une incontinence urinaire invalidante, une solution chirurgicale peut alors être envisagée. Selon le sexe, les capacités fonctionnelles, et l'évolutivité de la pathologie, il peut être proposé soit une incontinentation par sphinctérotomie chez l'homme s'il est possible de mettre en place un étui pénien, soit une dérivation urinaire cutanée continente ou non continente qui permet de limiter les complications et améliorent la qualité de vie [13].

Après avoir exposé le panel de choix thérapeutique, la place de la sonde à demeure n'existe plus et doit être à proscrire dans tous les cas comme choix de mode mictionnel au long cours, compte tenu des risques de complications qu'elle engendre.

En conclusion, les troubles urinaires de la Sclérose en Plaques sont un des déterminants majeurs d'altération de la qualité de vie et doivent faire l'objet d'un dépistage systématique. Compte tenu de l'évolutivité de la pathologie, une surveillance neuro-urologique annuelle est nécessaire afin de réévaluer les traitements, mettre en évidence les "drapeaux rouges" qui permettront de proposer une prise en charge précoce et adaptée au handicap.

CONCLUSION

La fréquence des troubles urinaires au cours de la sclérose en plaques est un élément majeur d'altération de la qualité de vie. Le désordre mictionnel entraîne un impact fonctionnel dont la prise en charge est maintenant bien codifiée. Si les conséquences uronéphrologiques restent moins fréquentes que dans les pathologies médullaires traumatiques, la recherche de facteurs de risque sur le haut appareil urinaire est fondamentale afin d'adapter la prise en charge thérapeutique.

RÉFÉRENCES

[1] M DE SEZE, A RUFFION, P DENYS, B PERROUIN-VERBE Recommandations francophones pour le suivi des neurovessies de la sclérose en plaques. *Lettre de Med Phys Readapt (2010) 26 :180-5.*

[2] GIANNANTONI A, SCIVOLETTO G, DI STASI S, *et al.* Lower urinary tract dysfunction and disability status inpatients with multiple sclerosis. *Arch Phys Med Rehabil.1999; 80(4): 437-41.*

[3] AMARENCO G, KERDRAON J, DENYS P. Bladder and sphincter disorders in multiple sclerosis. Clinical, urodynamic and neurophysiological study of 225 cases]. *Rev Neurol (Paris). 1995 Dec; 151(12): 722-30.*

[4] AMARENCO G, CHARTIER-KASTLER E, DENYS P, *et al.* First line urologiccal évaluation in multiple slcerosis: validation of a specific decision-making algorithm. *Mul Sclr 2013; 19: 1931-7.*

[5] GALLIEN P, ROBINEAU S, NICOLAS B, *et al.* Vesicourethral dysfunction and urodynamic findings in multiple sclerosis; a study of 149 cases. *Arch Phys Med Rehab 1998; 79: 255-7.*

[6] DE SEZE M, RUFFION A, DENYS P, *et al.* The neurogenic bladder in multiple sclerosis: rewiew of the literature and proposal of management guidelines. *Multiple Sclerosis. 2007; 13: 915-28.*

[7] FOWLER CJ, PANICKER JN, DRAKE M *et al.* A UK consensus on the management of bladder in multiple sclerosis. *J Neul Neurosurg Psychiatry 2009; 80: 470-7.*

[8] CASTEL-LACANAL E, GAME X, CLANET M *et al.* Urinary complications and risk factors in symptomatic multiple sclerosis patients. Study of a cohort of 328 patients. *Neurourol Urodyn 2013; 23.*

[9] DE RIDDER D, VERMEULEN C, KETELAER P. *et al.* Pelvic florr rehabilitation in multiple slcerosis. *Neurology 2002; 59: 1799-801.*

[10] DE SEZE M, RAIBAUT P, GALLIEN P. *et al.* Transcuntaneous postrior tibial nerve stimultation for treatment of the overactive bladder syndrome in multiple sclerosis: results of a multicenter prospective study. *Neururol urodyn 2011; 30: 306-11.*

[11] KARSENTY G, DENYS P, AMARENCO G, *et al.* Botulinum toxin A (Botox) intradetrusor injections in adults with neurogenic detrusor overactivité/neurogenic overactive bladder : A *systematic literature review. 2008; 53: 275-87.*

[12] CASTEL-LACANAL E, GAME X, DE BOISSEZON X. *et al.* Impact of intermittent cathetrisation on the quality of life of multiple sclerosis patients. *World J urol. 2013; 31: 1445-50.*

[13] GUILLOTREAU J, PANICKER JN, CASTEL-LACANAL E. *et al.* Prospective evaluation of laparoscopic assisted cystectomy and ileal conduit in advanced multiple sclerosis. *Urology 2012; 80: 852-7.*

Les troubles génito-sexuels dans la sclérose en plaques

P. Lacroix

Les troubles sexuels sont fréquents au cours de la sclérose en plaques. Les études épidémiologiques montrent qu'au décours de la maladie environ 50 à 73 % des hommes et 45 à 70 % des femmes [1, 2, 3, 4] auront un trouble de la sexualité avec une fréquence plus importante que dans d'autres maladies chroniques [2]. Les troubles sexuels sont sous diagnostiqués [1, 7], en particulier, à cause de la réticence des patients à aborder ce sujet et aussi par la méconnaissance du lien existant entre la maladie et les troubles de la sexualité. Ces atteintes de la sexualité majorent le handicap d'autant que la SEP touche préférentiellement les adultes jeunes pendant la période la plus active de leur vie sexuelle et de leur fertilité. Elles déterminent ainsi, souvent, un retentissement important sur leur vie émotionnelle et sociale et une altération de la qualité de vie [6].

Les troubles sexuels peuvent survenir à n'importe quel moment de l'évolution de la maladie. Le plus souvent, après plusieurs poussées ou quand la maladie devient progressive, ils peuvent néanmoins apparaître dès le début de la maladie et parfois même constituer les symptômes inauguraux. Ils sont susceptibles de régresser après une poussée [5].

Chez l'homme, le symptôme le plus souvent retrouvé est une instabilité érectile avec une durée d'érection insuffisamment longue pour permettre un rapport satisfaisant et complet. Cette situation peut évoluer vers une perte totale de l'érection [8, 10, 11, 12] pendant les rapports, alors que les érections réflexes matinales sont parfois présentes. Une fatigabilité généralisée avec diminution du désir sexuel [9] est également décrite de même qu'une diminution de la sensibilité, voire des troubles sensitifs au niveau des organes génitaux. Les troubles de l'éjaculation sont moins fréquents. Il peut s'agir d'une éjaculation très rapide qui est souvent la conséquence de l'instabilité érectile ou bien une éjaculation qui se retarde pour parfois devenir absente quelle que soit l'intensité des stimulations. Si l'orgasme reste présent malgré l'absence d'éjaculation cela signifie son caractère rétrograde.

Chez la femme, les perturbations de la fonction sexuelle au cours de la SEP ont été moins étudiées et les plaintes sont différentes. Une dysorgasmie [9, 11] avec une abolition partielle ou totale de la sensation orgasmique est la plainte principale décrite par les patientes mais d'autres difficultés ont été constatées notamment une réduction de la libido, une diminution plus ou moins importante de la lubrification vaginale occasionnant des douleurs pendant les rapports, voire des troubles sensitifs au niveau des organes génitaux.

On peut faire la distinction entre les troubles sexuels "primaires" en rapport avec une lésion organique de la fonction sexuelle liée directement à l'atteinte neurologique [1, 13] comme par exemple les troubles de la sensibilité génitale, les troubles de l'érection chez l'homme et troubles de la lubrification chez la femme, et les troubles sexuels "secondaires" liés au retentissement du handicap et d'autres symptômes sur la sexualité comme par exemple la fatigue, les troubles urinaires et anorectaux, les troubles cognitifs et la spasticité.

Les troubles sexuels "tertiaires" ne doivent jamais être négligés car ils sont très importants à reconnaître dans la prise en charge, avec l'intervention des facteurs psychologiques, émotionnels, sociaux et culturels de la SEP qui altèrent la sexualité des patients (estime de soi, troubles de l'humeur en particulier la dépression, conjoint qui devient soignant, isolement social, difficultés de communication, changement de l'image corporelle, trouble de la libido par protection psychologique (repli, peur du rejet).

D'autres facteurs peuvent aussi induire ou majorer une dysfonction sexuelle notamment les facteurs iatrogènes en rapport avec la prise de médicaments.

Ces troubles de la sexualité ont parfois, chez l'homme comme chez la femme, un retentissement important sur le plan psychologique (dépression) et altèrent la vie affective du couple. L'anxiété réactionnelle aux difficultés sexuelles, la diminution de la fréquence des rapports sexuels, les conduites d'évitement liées aux situations d'échec sont autant de facteurs qui aggravent les symptômes sexuels.

La physiopathologie des troubles sexuels au cours de SEP demeure incomplètement comprise et la relation exacte entre les différents symptômes sexuels avec la maladie neurologique n'a pas toujours été clairement établie. Mais l'intervention des facteurs organiques liés aux lésions neurologiques est certaine et prépondérante dans la cause des troubles de la sexualité au décours de la SEP.

L'interrogatoire reste le temps principal et indispensable de l'évaluation du trouble sexuel. Il précise le type de symptôme, sa gravité, la gêne occasionnée et son retentissement au sein du couple. La demande du patient ou de la patiente, ses motivations pour un traitement, voire un désir de procréation doivent être analysées et replacées dans leur contexte (harmonie du couple, handicap). Il est possible d'utiliser des questionnaires validés, le score du MSISQ-19 *(Multiple Sclerosis Intimacy and Sexuality Questionnaire)* est le plus utilisé [14]. Au terme de cet interrogatoire détaillé qui parfois demande la présence du où de la partenaire, peu d'explorations complémentaires sont demandées. Le plus souvent l'interrogatoire et l'examen clinique suffisent pour faire un diagnostic et débuter une prise en charge adaptée.

Lorsqu'il subsiste un doute sur la cause du trouble sexuel et son rapport avec l'atteinte neurologique, on peut être amené à faire réaliser une exploration neurophysiologique mais dont les résultats sont parfois difficilement interprétables, et par ailleurs, il n'a pas été retrouvé d'association entre troubles sexuels et lésions à l'IRM [15]. Chez l'homme dont l'âge est supérieur à 50 ans et qui présente une baisse de la libido, on peut demander un dosage de la testostéronémie.

La prise en charge thérapeutique du patient ou de la patiente, toujours adaptée à leurs demandes et leurs motivations, repose essentiellement sur le traitement symptomatique du ou des troubles sexuels. En effet, dans l'état actuel de nos connaissances, il n'est pas possible de traiter les lésions neurologiques qui déterminent l'atteinte de la fonction sexuelle.

Chez l'homme, il est possible de proposer un traitement pharmacologique de l'érection par un médicament. Les inhibiteurs de la phosphodiestérase n° 5 ont démontré leur efficacité pour les dysérections en rapport avec la SEP mais leur utilisation est parfois limitée compte tenu de leur coût (non remboursés par la sécurité sociale). En cas d'échec du traitement par voie orale ou si l'utilisation des médicaments n'est pas possible (contre-indication, coût, effets secondaires) on conseille les injections intra-caverneuses de prostaglandine E1. Ces injections sont en règle générale très efficaces, faciles d'utilisation après un rapide apprentissage, non dangereuses et remboursées par la sécurité sociale dans un contexte de SEP. L'anéjaculation est plus difficile à traiter. Il est possible d'essayer un médicament, le chlorhydrate de minodrine), ou d'utiliser un vibromasseur pour déclencher l'éjaculation.

Chez la femme, les médicaments n'ont pas pour l'instant fait preuve de leur efficacité dans le traitement des dysfonctionnements sexuels. Pour les problèmes liés à la lubrification vaginale, une crème lubrifiante doit être conseillée. L'utilisation de vibrateurs peut améliorer les troubles orgasmiques. Quand il existe une hypersensibilité vaginale, des antalgiques spécifiques peuvent être utiles.

Chez l'homme comme chez la femme, la prise en charge la plus rationnelle et efficace associe une écoute spécifique, des informations précises, des conseils sexologiques adaptés et quand cela est possible, un traitement des symptômes sexuels avec parfois la nécessité d'un soutien psychologique.

Cette prise en charge est néanmoins souvent difficile dans un contexte de pathologie évolutive avec des traitements proposés qui ne correspondent pas toujours aux attentes du patient, fragilisé par son handicap physique, par ses difficultés sociales et souvent par une détresse psycho affective.

Les abandons sont fréquents, liés à l'efficacité relative des traitements symptomatiques, à l'évolution de la maladie et du handicap ou à la destruction du couple.

RÉFÉRENCES

[1] FLETCHER SG *et al. Nat Clin Pract Urol. 2009 ; 6: 96-107*

[2] ZORZON M *et al. Mult Scler 1999 ; 5: 418-27.*

[3] NORTVEDT MW *et al. Mult Scler 2007 ; 13:106-12.*

[4] TSORTZIS V *et al. Mult Scler 2008 ; 14:561-3.*

[5] LACROIX P. Troubles sexuels et Sclérose en Plaques, in Sexualité, Fertilité et Handicap sous la direction de P. Costa, S. Lopez, J. Pélissier, *Masson, Paris 1996.*

[6] LACROIX P. Troubles sexuels de l'homme atteint de sclérose en plaques, in Les troubles vésico-sphinctériens et génito-sexuels de la sclérose en plaques, sous la direction de Amarenco, G. Serment, *G. Elsevier, Paris, 1999.*

[7] DEMIRKIRAN M *et al. Mult Scler 2006; 12: 209-14.*

[8] LILIUS HG *et al. Scand J Soc Med 1976; 4: 41-4.*

[9] VALLEROY ML *et al. Arch Phys Med Rehabil 1984; 65:125-8.*

[10] TEPAVCEVIC DK *et al. Mult Scler 2008; 14:1131-6.*

[11] MATTSON D *et al. Arch Neurol 1985; 52: 862-8.*

[12] STENAGER E *et al. Ital J Neurol Sci 1996; 17: 67-9.*

[13] FOLEY FW *et al. Mult Scler 2013; 19: 1197-203.*

[14] SORGEN-SANDERS AS *et al. Sex Disabil 2000; 18: 3-26.*

[15] ZIVADINOV R *et al. J Neurol Sci 2003; 210: 73-6*

Les troubles cognitifs dans la sclérose en plaques

A. Potet

INTRODUCTION

La fréquence, la nature, la sévérité et l'évolution des troubles cognitifs sont rapportées de manière très variable dans la littérature. Les troubles cognitifs touchent 43 à 70 % des patients atteints de SEP [1] avec notamment des troubles de la cognition froide (ralentissement de la vitesse de traitement de l'information, atteinte des fonctions attentionnelles, exécutives, mnésiques verbales et visuo-spatiales) [2, 3], des troubles thymiques (dépression, anxiété, troubles bipolaires, euphorie, rire et pleurer spasmodiques alexithymie) [4, 5] et des troubles de la cognition chaude (traitement des émotions, attribution de pensées). L'impact de ces troubles cognitifs dans les activités sociales et professionnelles des patients est démontré et important, comme par exemple dans le maintien au travail, la participation aux activités de loisirs, les relations avec les proches [6]. Après une longue durée de maladie, 70 % des patients SEP seraient sans emploi, divorcés ou isolés socialement [7].

Nous décrirons dans un premier temps les différents troubles cognitifs décrits chez les patients SEP, puis nous verrons quelques outils d'évaluation spécifiques, et enfin nous ferons un point sur la littérature concernant la place de la rééducation cognitive chez les patients atteints de SEP.

QUELS SONT LES TROUBLES COGNITIFS RETROUVÉS CHEZ LES PATIENTS ATTEINTS DE SCLÉROSE EN PLAQUES ?

Troubles de la cognition froide

Des troubles de la "cognition froide" sont rapportés depuis longtemps chez les patients atteints de SEP. Les troubles cognitifs les plus fréquemment rencontrés chez ces patients sont un ralentissement de la vitesse de traitement de l'information, une atteinte des fonctions attentionnelles, exécutives, mnésiques verbales et visuo-spatiales [2]. La vitesse de traitement de l'information et la mémoire verbale et visuo-spatiale semblent le plus fréquemment incriminées (51,9 et 54,3 % respectivement). Ces troubles coexistent souvent et sont à l'origine d'un handicap cognitif global et sévère.

L'atteinte de la vitesse de traitement de l'information serait un indicateur sensible et précoce, prédictif du déclin cognitif à long terme. Toutes les composantes attentionnelles seraient déficitaires : soutenue, sélective et divisée [8], 17 % des patients présenteraient un syndrome dysexécutif cognitif avec atteinte des processus inhibiteurs, de la flexibilité mentale, de la déduction des règles, de la planification et de la génération d'informations, associées à un syndrome dysexécutif comportemental pouvant comporter comme symptômes, aboulie, apathie et inertie, irritabilité, indifférence, euphorie, hyperactivité et distractibilité et anosognosie. Les troubles de mémoire à long terme toucheraient 40 à 65 % patients avec des troubles de mémoire épisodique dans les phases d'encodage et de récupération. Ces patients présenteraient des troubles de l'apprentissage de par leur vitesse de traitement lente, le syndrome dysexécutif et les déficits perceptuels.

Troubles thymiques et psychiatriques

Des troubles thymiques comme la dépression, l'anxiété, les troubles bipolaires, l'euphorie, le rire et pleurer spasmodiques et l'alexithymie sont décrits de façon plus récente.

La dépression semble très fréquente : la prévalence de la dépression vie entière est estimée à 50 % environ avec une incidence annuelle de 20 % (population générale : 8,6 %). Chez les patients SEP, il est difficile de déterminer ce qui revient aux limitations d'activités, aux troubles cognitifs, à la fatigue ainsi qu'aux éléments de personnalité. La prévalence de l'anxiété est estimée à 36 % des cas. La dépression, l'anxiété et le stress pourraient apparaître comme principalement réactionnels à la maladie, mais également secondaires aux lésions cérébrales, notamment celles impliquant un trouble de la connectivité entre les régions préfrontales et l'amygdale [9].

La prévalence des troubles bipolaires dans la SEP est estimée à moins de 10 %, ce qui serait deux fois supérieur à la prévalence de ce trouble dans la population générale. La relation entre SEP et troubles bipolaires reste discutée, notamment parce que les critères diagnostiques sont imprécis et que l'euphorie, fréquemment rencontrée chez les patients SEP à un stade évolué, peut faire évoquer le diagnostic à tort [10].

L'euphorie correspond à une disposition permanente de l'humeur qui se caractérise par un état paradoxal de bien-être, de gaieté et d'optimisme contrastant avec l'état physique et environnemental du sujet. Ce trouble touche environ 10 % de patients SEP de forme secondairement progressive [10].

Le rire et pleurer spasmodiques désignent des accès spasmodiques de rires ou de pleurs, de sévérité variable, déclenchés par la moindre stimulation. Ce trouble touche 7 à 10 % des patients SEP dont la maladie évolue depuis plus de 10 ans. Ce trouble est corrélé avec le handicap cognitif, notamment l'atteinte de la vitesse de traitement de l'information et des fonctions exécutives [9].

L'alexithymie, récemment rapportée chez les patients SEP, se définit comme l'absence de prise de conscience des émotions et des affects, une difficulté de verbalisation du vécu émotionnel, une pauvreté fantasmatique et une tendance à recourir à l'action plutôt qu'à l'introspection. Elle touche 13 à 43 % des patients SEP selon les études. Elle pourrait être soustendue par une dysconnection calleuse [11].

Troubles de la cognition chaude ou cognition sociale

Les difficultés relationnelles et l'isolement social des patients atteints de SEP pourraient être secondaires à des troubles sociocognitifs, d'origine neurologique. Des modifications communes seraient retrouvées, avec une égocentricité, un manque d'empathie sociale, un discours excessif, des tendances névrotiques et un déclin de la conscience de la conformité sociale [12]. Les études réalisées concernant la cognition sociale chez les patients SEP restent marginales.

Concernant la perception des émotions, des difficultés à identifier l'état émotionnel du locuteur à partir des indices prosodiques du langage ont été rapportées [13]. Ces troubles semblent indépendants des atteintes cognitives et perceptives des patients, mais pourraient perturber les interactions sociales verbales des patients. Une étude plus récente a analysé les fonctions de cognition sociale de 40 patients SEP (formes rémittente et secondairement progressive) dont le handicap était modéré (EDSS < 4,5), par les tests de Baron-Cohen (analyse des visages et des yeux), une tâche de faux-pas et un auto-questionnaire d'empathie. Les patients atteints de SEP faisaient significativement plus d'erreurs que le groupe contrôle dans les tests non verbaux, les patients les plus atteints avaient des performances plus mauvaises que les sujets contrôles pour les tests verbaux et non verbaux de théorie de l'esprit. Les patients dont la durée d'évolution de la maladie est courte se décrivaient comme plus empathiques [14]. Une autre étude a récemment évalué la cognition sociale chez 41 patients SEP, divisés en deux groupes : ceux présentant une atteinte cognitive (26 patients) et ceux sans atteinte cognitive (15 patients), comparés à un groupe contrôle de 20 patients. Le groupe de patients SEP avec atteinte cognitive aurait plus de difficultés à attribuer un état mental à autrui dans deux tâches de théorie de l'esprit que les deux autres groupes [15]. Henry *et al.* (2010) ont étudié la reconnaissance des émotions faciales, une tâche de théorie de l'esprit et les fonctions cognitives froides chez 27 patients SEP, appariés à un groupe contrôle de 30 patients. Les patients présentaient un déficit significatif dans la tâche de théorie de l'esprit, et des déficits spécifiques de reconnaissance des émotions faciales de type colère et peur. Ces performances déficitaires étaient corrélées aux résultats des tests de cognition froide [16]. Une tâche utilisant émotions et raisonnement a été décrite comme pathologique chez les patients SEP : le test du poker ou *Iowa Gambling Task* (IGT), dans laquelle le patient doit essayer de gagner le plus d'argent possible en piochant dans quatre tas de cartes, deux tas "à risque" et deux tas prudents où les gains sont moindres mais les pertes beaucoup plus négligeables. Les sujets apprennent rapidement à piocher préférentiellement dans les tas prudents, tandis que chez les patients SEP, une lenteur d'apprentissage et un apprentissage "pathologique" du choix des tas ont été montrés, ainsi qu'une réduction de leur réponse *électrodermale* anticipatrice. Les patients SEP présenteraient des troubles décisionnels attribuables à une réactivité émotionnelle pathologique [17]. Les domaines des normes sociales ont été étudiés récemment, chez les patients SEP (Ehrlé *et al.*, in press). Les normes sociales comprennent d'une part les normes conventionnelles, qui relèvent d'une culture et d'une époque donnée, constitutives d'une société particulière et d'autre part les normes morales, qui seraient généralisables car universelles, précoces et spécifiques. Les auteurs ont adapté la tâche des jugements moraux et conventionnels de R.-J. Blair (1995) en français et à une population neurologique, puis réalisé une étude normative sur 155 sujets contrôles et chez 46 sujets SEP. Il semble que, chez les patients atteints de SEP, les transgressions conventionnelles soient jugées comme plus graves, et moins permissibles en conditions de la levée de la juridiction que les sujets contrôles, suggérant que les troubles de la sociocognition dans la SEP pourraient s'étendre aux normes morales et conventionnelles.

COMMENT ÉVALUER LES TROUBLES COGNITIFS DANS LA SCLÉROSE EN PLAQUES ?

Plusieurs batteries d'évaluation courtes sont disponibles en langue anglaise, notamment le *Minimal Assessment of Cogntive Function in MS* (MACFIMS), le *Brief Repeatable Battery for Neuropsychological test* (BRB-N), le *Screening Examination for Cognitive Impairment* (SEFCI). En langue française, la principale échelle validée est la BCcogSEP (Batterie Courte d'évaluation des fonctions cognitives destinée aux patients souffrant de SEP). Elle a été normalisée et sa sensibilité est satisfaisante. Elle est clairement inspirée de la BRB-N. [18]. Elle est composée de 8 subtests : le *Selective Reminding Test* (SRT), le 10/36, le codage de signes, une fluence verbale en 1 mn (P + animaux), le *Paced Auditory Serial Addition Test* (PASAT), des empans auditivo-verbaux (ordre direct et inverse), le test des ordres contraires et du Go/No Go.

Plusieurs échelles ont été créées dans l'objectif d'évaluer le retentissement en vie quotidienne de la SEP. Ce sont des échelles d'autoévaluation. Nous pouvons citer la MOS SF-36 *(Medical Outcome Study Short Form 36 item health Survey)* non spécifique à la SEP, existant en langue française [19], la MS-QOL *(Multiple Sclerosis Quality of Life)* [20], fondé sur le SF-36 avec un ajout de 18 items (détresse, cognition, fonctions sexuelles, bien-être général, sommeil, support social), dont la traduction française est la SEP-59 [21].

RÉÉDUCATION DES TROUBLES COGNITIFS DANS LA SEP

Avant toute prise en charge rééducative, il est consensuel de prendre en charge les facteurs associés aux troubles cognitifs : En premier lieu, il est nécessaire de traiter une symptomatologie dépressive lorsqu'elle existe, par un traitement médicamenteux associé à une prise en charge psychologique adaptée, lorsque cela est possible. Dans un second temps, il semble intéressant de tenter de traiter la fatigue du patient atteint de SEP, et ce par des moyens médicamenteux, mais également grâce à des techniques physiques, et notamment les programmes de réentraînement à l'effort. Des auteurs ont récemment publié des résultats préliminaires montrant l'augmentation du volume hippocampique et l'amélioration des capacités mnésiques d'un groupe de patients bénéficiant d'un programme de réentraînement à l'effort pendant 3 mois, par rapport à un groupe contrôle [22].

La notion de “réserve cognitive” est apparue également de façon récente dans la littérature, dans plusieurs études réalisées sur les patients atteints de la maladie d'Alzheimer, puis dans la SEP. Selon cette hypothèse, un meilleur “enrichissement” intellectuel au cours de la vie, protège le sujet, ou diminue l'impact négatif d'une maladie neurologique sur la cognition, grâce à des processus neurocognitifs plus efficients [23]. Dans la SEP, cette notion de réserve cognitive a été développée, des auteurs ont montré qu'un meilleur “enrichissement” intellectuel semblait modérer les effets de l'atrophie cérébrale sur les fonctions mnésiques et les capacités d'apprentissage [24].

Plusieurs études d'imagerie ont montré les effets de la rééducation cognitive sur l'imagerie cérébrale, structurelle et fonctionnelle, notamment dans des groupes de patients avec prise en charge rééducative des troubles mnésiques, chez qui on a noté l'augmentation de l'activation cérébrale dans certaines zones des réseaux en jeu dans les processus d'apprentissage, en post-traitement [25], ainsi que dans des groupes de patients pris en charge spécifiquement pour les troubles attentionnels et exécutifs [26].

Une revue de la littérature concernant la rééducation cognitive chez les patients atteints de SEP a été réalisée en 2008 [27] : cette revue regroupait 16 études de réhabilitation cognitive pour les patients SEP (4 études classe I, 5 études classe II, 2 études classe III, 5 études classe IV). Concernant les troubles attentionnels et dysexécutifs, les résultats contradictoires des différentes études ne permettaient l'établissement d'aucune recommandation. Six études concernant spécifiquement la rééducation mnésique dans la SEP ont été revues, permettant de recommander pour l'apprentissage de données nouvelles la mise en place de stratégies cognitives, de renier l'intérêt d'augmenter le nombre de répétitions [28], et de favoriser les apprentissages basés sur un encodage autogénéré, par rapport à ceux basés sur un encodage didactique [29]. Ces résultats semblent à modérer devant l'analyse de la revue Cochrane de 2012, concernant la rééducation mnésique dans la SEP, avec méta-analyse de 8 études avec groupes contrôles (total de 514 patients), ne retrouvant aucun effet statistiquement significatif de la rééducative cognitive spécifique sur les fonctions mnésiques, à court et long terme [30]. Plusieurs programmes de "stimulation cognitive", globale, individuel ou en groupe, se sont mis en place. Ces programmes durent en général entre 4 et 8 semaines, en centre, comportent des ateliers d'éducation thérapeutique et de prise en charge cognitive globale, reposant sur la stimulation des fonctions cognitives préservées. Par exemple, nous citerons le programme de remédiation cognitive PROCOG-SEP mis en place par Brissart et collaborateurs en 2009, consistant en 10 séances de 2 heures (1 séance tous les 15 jours) : 7 séances étaient spécifiques à un grand "domaine" cognitif, et 3 séances étaient non spécifiques. Les premiers résultats montraient une amélioration des capacités d'apprentissage objectives et du ressenti subjectif du patient.

Même si ces techniques de prise en charge ne sont pas encore clairement établies comme significativement efficientes dans la littérature scientifique, il semble intéressant de les proposer, tous les 12 à 24 mois, sous forme de "stage". Associés à ces prises en charge ponctuelles, on ne peut que conseiller la prise en charge spécifique des troubles cognitifs du patient, après bilan neuropsychologique complet, en centre ou en rééducation orthophonique en libéral, centré sur les déficits cognitifs du patient.

CONCLUSION

Les troubles neuropsychologiques sont particulièrement fréquents chez les patients souffrant de SEP, responsables d'une atteinte globale et sévère, et d'un handicap dans les activités de vie quotidienne. Il est indispensable de les détecter précocement, par des batteries des tests cognitifs spécifiquement centrés sur les déficits les plus fréquemment rencontrés dans la SEP, et des échelles d'autoévaluation de la qualité de vie du patient.

Le premier temps de la prise en charge consiste à traiter les troubles thymiques et la fatigue, lorsqu'ils existent. Des études ont démontré l'impact de la rééducation cognitive sur les fonctions cognitives et la qualité de vie du patient, mais également sur des modifications cérébrales, une augmentation des activations cérébrales et de la connectivité. Peu d'études de rééducation cognitive ciblée et spécifique, avec un protocole expérimental solide, sont retrouvées dans la littérature, ne permettant donc pas d'établir des recommandations spécifiques sur le type de prise en charge cognitive des patients atteints de SEP. La rééducation cognitive, pour être efficace, doit être globale, réalisée si possible en contexte de vie quotidienne, et personnalisée aux déficits cognitifs du patient.

RÉFÉRENCES

[1] BROCHET B, BONNET M, DELOIRE M, HAMEL D, SALORT-CAMPANA E. [Cognitive disorders in multiple sclerosis]. *Rev Neurol (Paris). 2007; 163(6-7): 697-702.*

[2] CHIARAVALLOTI ND, DELUCA J. Cognitive impairment in multiple sclerosis. *Lancet Neurol. 2008; 7(12): 1139-51.*

[3] CHIARAVALLOTI ND, DELUCA J. Cognitive impairment in multiple sclerosis. *Lancet Neurol. 2008; 7(12): 1139-51.*

[4] BEISKE AG, SVENSSON E, SANDANGER I, CZUJKO B, PEDERSEN ED, AARSETH JH, *et al.* Depression and anxiety amongst multiple sclerosis patients. *Eur J Neurol. 2008; 15(3): 239-45.*

[5] KINSINGER SW, LATTIE E, MOHR DC. Relationship between depression, fatigue, subjective cognitive impairment, and objective neuropsychological functioning in patients with multiple sclerosis. *Neuropsychology. 2010; 24(5): 573-80.*

[6] MORROW SA, DRAKE A, ZIVADINOV R, MUNSCHAUER F, WEINSTOCK-GUTTMAN B, BENEDICT RH. Predicting loss of employment over three years in multiple sclerosis: clinically meaningful cognitive decline. *Clin Neuropsychol. 2010; 24(7): 1131-45.*

[7] BENITO-LEÓN J, MORALES JM, RIVERA-NAVARRO J. Health-related quality of life and its relationship to cognitive and emotional functioning in multiple sclerosis patients. *Eur J Neurol. 2002; 9(5): 497-502.*

[8] DE SONNEVILLE LM, BORINGA JB, REULING IE, LAZERON RH, ADÈR HJ, POLMAN CH. Information processing characteristics in subtypes of multiple sclerosis. *Neuropsychologia. 2002; 40(11): 1751-65.*

[9] GHAFFAR O, FEINSTEIN A. The neuropsychiatry of multiple sclerosis: a review of recent developments. *Curr Opin Psychiatry. 2007; 20(3): 278-85.*

[10] FISHMAN I, BENEDICT RH, BAKSHI R, PRIORE R, WEINSTOCK-GUTTMAN B. Construct validity and frequency of euphoria sclerotica in multiple sclerosis. *J Neuropsychiatry Clin Neurosci. 2004; 16(3): 350-6.*

[11] BODINI B, MANDARELLI G, TOMASSINI V, TARSITANI L, PESTALOZZA I, GASPERINI C, *et al.* Alexithymia in multiple sclerosis: relationship with fatigue and depression. *Acta Neurol Scand. 2008; 118(1): 18-23.*

[12] BENEDICT RH, SHAPIRO A, PRIORE R, MILLER C, MUNSCHAUER F, JACOBS L. Neuropsychological counseling improves social behavior in cognitively-impaired multiple sclerosis patients. *Mult Scler. 2000; 6(6): 391-6.*

[13] BEATTY WW, ORBELO DM, SOROCCO KH, ROSS ED. Comprehension of affective prosody in multiple sclerosis. *Mult Scler. 2003; 9(2): 148-53.*

[14] BANATI M, SANDOR J, MIKE A, ILLES E, BORS L, FELDMANN A, *et al.* Social cognition and Theory of Mind in patients with relapsing-remitting multiple sclerosis. *Eur J Neurol. 2010; 17(3): 426-33.*

[15] OUELLET J, SCHERZER PB, ROULEAU I, MÉTRAS P, BERTRAND-GAUVIN C, DJERROUD N, *et al.* Assessment of social cognition in patients with multiple sclerosis. *J Int Neuropsychol Soc. 2010;1 6(2): 287-96.*

[16] HENRY JD, PHILLIPS LH, BEATTY WW, MCDONALD S, LONGLEY WA, JOSCELYNE A, *et al.* Evidence for deficits in facial affect recognition and theory of mind in multiple sclerosis. *J Int Neuropsychol Soc. 2009; 15(2): 277-85.*

[17] KLEEBERG J, BRUGGIMANN L, ANNONI JM, VAN MELLE G, BOGOUSSLAVSKY J, SCHLUEP M. Altered decision-making in multiple sclerosis: a sign of impaired emotional reactivity? *Ann Neurol. 2004; 56(6): 787-95.*

[18] DUJARDIN K, SOCKEEL P, CABARET M, DE SÈZE J, VERMERSCH P. [BCcogSEP: a French test battery evaluating cognitive functions in multiple sclerosis]. *Rev Neurol (Paris). 2004; 160(1): 51-62.*

[19] LEPLÈGE A, ECOSSE E, VERDIER A, PERNEGER TV. The French SF-36 Health Survey: translation, cultural adaptation and preliminary psychometric evaluation. *J Clin Epidemiol. 1998; 51(11): 1013-23.*

[20] VICKREY BG, HAYS RD, GENOVESE BJ, MYERS LW, ELLISON GW. Comparison of a generic to disease-targeted health-related quality-of-life measures for multiple sclerosis. *J Clin Epidemiol. 1997; 50(5): 557-69.*

[21] VERNAY D, GERBAUD L, BIOLAY S, COSTE J, DEBOURSE J, AUFAUVRE D, *et al.* [Quality of life and multiple sclerosis: validation of the french version of the self-questionnaire (SEP-59)]. *Rev Neurol (Paris). 2000; 156(3): 247-63.*

[22] LEAVITT VM, CIRNIGLIARO C, COHEN A, FARAG A, BROOKS M, WECHT JM, *et al.* Aerobic exercise increases hippocampal volume and improves memory in multiple sclerosis: Preliminary findings. *Neurocase. 2013.*

[23] STERN Y, HABECK C, MOELLER J, SCARMEAS N, ANDERSON KE, HILTON HJ, *et al.* Brain networks associated with cognitive reserve in healthy young and old adults. *Cereb Cortex. 2005; 15(4): 394-402.*

[24] SUMOWSKI JF, CHIARAVALLOTI N, WYLIE G, DELUCA J. Cognitive reserve moderates the negative effect of brain atrophy on cognitive efficiency in multiple sclerosis. *J Int Neuropsychol Soc. 2009; 15(4): 606-12.*

[25] CHIARAVALLOTI ND, WYLIE G, LEAVITT V, DELUCA J. Increased cerebral activation after behavioral treatment for memory deficits in MS. *J Neurol. 2012; 259(7): 1337-46.*

[26] MATTIOLI F, FLAVIA M, STAMPATORI C, ZANOTTI D, PARRINELLO G, CAPRA R. Efficacy and specificity of intensive cognitive rehabilitation of attention and executive functions in multiple sclerosis. *J Neurol Sci. 2010; 288(1-2): 101-5.*

[27] O'BRIEN AR, CHIARAVALLOTI N, GOVEROVER Y, DELUCA J. Evidenced-based cognitive rehabilitation for persons with multiple sclerosis: a review of the literature. *Arch Phys Med Rehabil. 2008; 89(4): 761-9.*

[28] CHIARAVALLOTI ND, DEMAREE H, GAUDINO EA, DELUCA J. Can the repetition effect maximize learning in multiple sclerosis? *Clin Rehabil. 2003; 17(1): 58-68.*

[29] BASSO MR, LOWERY N, GHORMLEY C, COMBS D, JOHNSON J. Self-generated learning in people with multiple sclerosis. *J Int Neuropsychol Soc. 2006; 12(5): 640-8.*

[30] DAS NAIR R, FERGUSON H, STARK DL, LINCOLN NB. Memory Rehabilitation for people with multiple sclerosis. *Cochrane Database Syst Rev. 2012; 3: CD008754.*

Les réseaux de santé dédiés à la sclérose en plaques

C. Mouzawak

Les réseaux de santé se sont développés en France depuis les années 80 pour apporter une réponse à des besoins de santé qui nécessitent une approche pluridisciplinaire, globale, incluant les aspects préventifs, éducatifs et sociaux sur du long terme, et également pallier aux limites du système de santé. Ils ciblent des pathologies lourdes et chroniques (SIDA, diabète, cancer, insuffisance rénale...) et des populations complexes en difficultés médico-sociales (personnes âgées, personnes en fin de vie, adolescents en difficulté, population précaire...). Néanmoins, ces thématiques ne sont pas exclusives. En effet *"les réseaux de santé concernent toute préoccupation de santé publique nécessitant une prise en charge globale, qu'un professionnel, isolé dans son domaine de compétences ne peut assurer."* [1]

Dans la Loi n° 2002-303 du 4 mars 2002 relative aux droits des malades et à la qualité du système de santé *"Les réseaux de santé ont pour objet de favoriser l'accès aux soins, la coordination, la continuité ou l'interdisciplinarité des prises en charge sanitaires, notamment de celles qui sont spécifiques à certaines populations, pathologies ou activités sanitaires. Ils y assurent une prise en charge adaptée aux besoins de la personne, tant sur le plan de l'éducation pour la santé, de la prévention, du diagnostic que des soins. Ils peuvent participer à des actions de santé publique. Ils procèdent à des actions d'évaluation afin de garantir la qualité de leurs services et prestations..."* [2].

Près de 700 réseaux sont financés actuellement par le Fond d'Intervention Régional (FIR) et constituent l'un des principaux dispositifs de coordination des parcours de soins, transversal et complémentaire aux institutions et dispositifs existants.

LES RÉSEAUX DE SANTÉ SEP

Les premiers réseaux de santé dédiés à la sclérose en plaques (SEP), se sont constitués à la fin des années 1980, sous forme d'associations, à l'initiative de neurologues, de médecins de médecine physique et réadaptation (MPR) libéraux et institutionnels souhaitant répondre à un besoin de continuité, de coordination et d'amélioration de la qualité des soins pour les patients touchés par cette maladie.

C'est en 2001, qu'un premier réseau de santé dédié à la sclérose en plaques, le réseau G-SEP localisé sur la région Nord-Pas-de Calais, reçoit un financement de l'URCAM.

Actuellement, 17 réseaux de santé SEP sont répertoriés en France. Ce sont des structures départementales ou régionales qui interviennent en appui à la coordination du parcours de soins des patients dès le début de la maladie.

LES RÉSEAUX DÉDIÉS À LA SCLÉROSE EN PLAQUES EN FRANCE

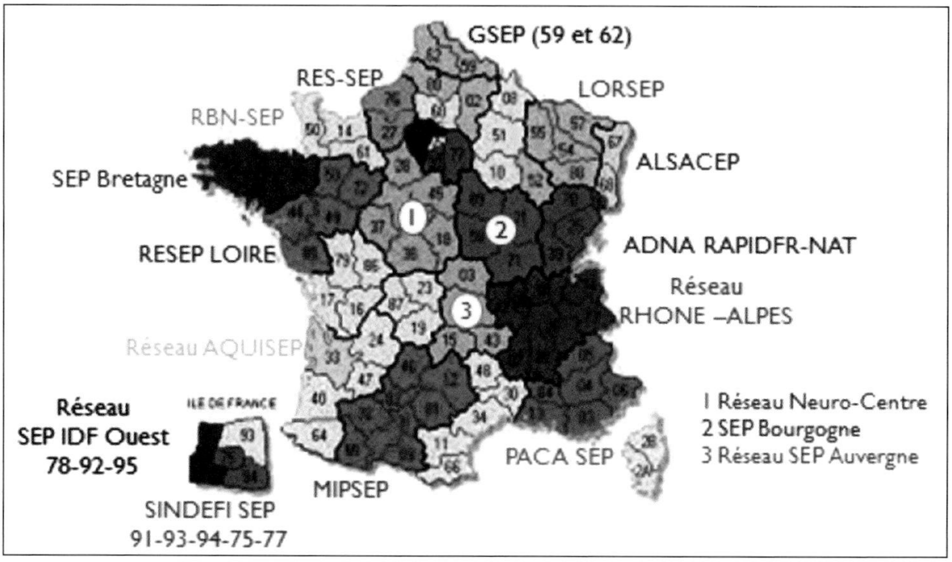

Les réseaux de santé SEP ont pour objectif premier d'améliorer la prise en charge globale des personnes atteintes de SEP avec les partenaires sanitaires, sociaux et médico-sociaux présents sur leur territoire d'intervention. Ils facilitent la continuité des soins dans l'environnement du patient. Leur expertise ainsi qu'une connaissance de l'environnement sanitaire et social du territoire leur permettent de participer à l'évaluation des besoins des patients en situation complexe, et de mettre en œuvre des plans personnalisés de santé avec les professionnels de proximité. Les équipes de coordination des réseaux SEP se déplacent, pour la plupart, sur le lieu de vie des patients ou les reçoivent dans leurs locaux.

Les réseaux coordonnent et animent des programmes d'éducation thérapeutique pour les patients et les proches, et proposent des ateliers individuels ou collectifs, des groupes de parole...

Ils participent à l'information, la formation des professionnels de santé, l'harmonisation des pratiques de soins par l'élaboration de procédures, protocoles dans une vision d'évaluation et d'amélioration des pratiques professionnelles.

Les réseaux organisent et participent à des consultations multidisciplinaires en collaboration avec les services de neurologie, les centres experts SEP.

Ils interviennent dans l'information des patients et de leur famille et organisent des actions de sensibilisation pour le grand public.

Ils participent au développement de la recherche en particulier en matière d'épidémiologie et d'évaluation médico-économique.

Certains réseaux sont organisés autour d'un centre expert, localisé au sein d'un centre hospitalier comme par exemple les cliniques de la SEP en Bretagne ou en Bourgogne.

Ils regroupent des professionnels de différentes spécialités, ainsi que l'ensemble des acteurs pouvant être impliqués dans la prise en charge des patients atteints de cette maladie : médicaux, paramédicaux, psychosociaux, administratifs, associatifs.

Quant à la composition des équipes de coordination, celle-ci est variable d'un réseau à l'autre, médecin coordonnateur, cadre de santé, infirmière, psychologue clinicienne, neuropsychologue, ergothérapeute, assistant de recherche clinique, assistante sociale, secrétaire, étant les professions les plus représentées.

Dès 2005, les réseaux de santé dédiés aux patients atteints de sclérose en plaques se sont réunis pour mutualiser et échanger leurs idées, procédures et outils afin d'améliorer leurs pratiques et la prise en charge des patients. Ils ont ainsi créé un Groupement National des Réseaux de santé SEP et formalisé leur collaboration par la signature d'une charte en 2008 qui énonce des principes communs de fonctionnement.

Depuis quelques années, les Agences Régionales de Santé (ARS) demandent aux réseaux de santé SEP d'étendre leur champ d'activité à d'autres pathologies neurologiques comme la Sclérose Latérale Amyotrophique, les pathologies neuromusculaires de l'adulte ou de redéfinir leurs missions.

EVOLUTION DES MISSIONS DES RÉSEAUX

Dans son guide Méthodologique paru en octobre 2012, la Direction Générale de l'Offre de Soins [3] fait état d'un bilan des réseaux de santé contrasté. La DGOS réaffirme la légitimité du positionnement et de la contribution des réseaux dans la coordination des soins mais pointe également les limites de leurs fonctionnements.

Différents points ont ainsi été soulevés :
- L'hétérogénéité des activités des réseaux, certains ne répondant plus aux objectifs initiaux,
- Une efficience variable, l'allocation des ressources pouvant être insuffisamment corrélée à l'évaluation du service rendu aux patients et aux professionnels,
- Un coût de fonctionnement rapporté par patient inclus très variable,
- Une inégale répartition de l'offre de soins sur le territoire national.

Des axes d'évolution ont été proposés, notamment le renforcement de la fonction d'appui à la coordination en lien avec le médecin généraliste, et les différents intervenants (professionnels paramédicaux, sociaux, médico-sociaux, famille) du patient. La coordination d'appui "se situe à l'articulation entre expertise, conseil, soutien, compagnonnage, facilitation... dans une recherche de complémentarité avec les acteurs de proximité et institutionnels" [4].

Il a également été préconisé de favoriser la polyvalence des réseaux, la mutualisation de leurs moyens, la mise en œuvre d'actions transversales, et de privilégier la mise en place d'un interlocuteur unique auprès des équipes de premier recours, en particulier le médecin généraliste. Dans ce contexte des groupes de réflexion autour de l'organisation de plateformes territoriales de coordination se sont mis en place, encouragés par les tutelles.

Pour faire face à l'évolution constante du système de santé ainsi qu'à un environnement économique contraint, les ARS demandent aux réseaux d'optimiser leurs organisations afin d'améliorer leur efficience et leur efficacité. Cela nécessite que les réseaux de santé soient en capacité d'accepter et de contribuer aux changements souhaités par les tutelles. Leur existence en dépend !

RÉFÉRENCES

[1] BRUYÈRE C. Les réseaux de santé français : De la compréhension d'une nouvelle forme organisationnelle des soins à la construction d'un modèle de management paradoxal. *Aix-Marseille, 2008.*

[2] Loi n° 2002-303 du 4 mars 2002 relative aux droits des malades et à la qualité du système de santé.

[3] DIRECTION GÉNÉRALE DE L'OFFRE DE SOINS (DGOS). Améliorer la coordination des soins : Comment faire évoluer les réseaux de santé ? *Guide méthodologique, 2012.*

[4] AUBRY R. Les fonctions de coordination dans le champ de la santé in Santé Publique, vol 19, *SFSP, hs/2007: 73-7.*

Arbre décisionnel de prise en charge de la SEP en rééducation en fonction de la gravité

D. Mazevet

INTRODUCTION

La sclérose en plaques (SEP) se présente sous de nombreuses formes cliniques tant dans la diversité des symptômes (déficit moteur, troubles sensitifs, syndrome cérébelleux, atteinte des nerfs crâniens, troubles cognitifs, etc.), que dans leur sévérité ou leurs modes évolutifs (forme rémittente, progressive...). De nombreuses techniques de rééducation ont été proposées pour les patients atteints de SEP, certaines spécifiques à un symptôme donné, d'autres plus globales, il est donc difficile de parler de "la rééducation de la SEP" en général. De même, la conception d'un arbre de décision sur les indications de la rééducation selon la gravité de la maladie ne peut être que très grossière tant la diversité des atteintes neurologiques, tout comme la variété des techniques proposées, est grande mais on peut tenter de répondre à la question de plusieurs façons :

- en s'intéressant aux différentes techniques de rééducation et en recherchant dans la littérature le profil de patients qui en tirent un bénéfice.
- en se basant sur une échelle de gravité de la maladie ou sur un score de déficiences et d'incapacités pour faire des propositions thérapeutiques, c'est cette méthodologie qui a été utilisée en 2001, lors de la conférence de consensus portant sur la sclérose en plaques pour la rédaction du chapitre sur la rééducation [1].

Le chapitre traite essentiellement de la rééducation à visée locomotrice mais la rééducation cognitive fait l'objet d'un paragraphe distinct.

DÉFINIR LA GRAVITÉ DE LA MALADIE

Il importe tout d'abord de s'entendre sur la façon de décrire la gravité de la SEP.

Echelles d'évaluation

Bien que critiqué, le score le plus utilisé depuis de nombreuses années en neurologie pour évaluer la sévérité de la maladie est l'EDSS *(Expanded Disability Status Scale)* [2]. Ce score est composé de huit paramètres fonctionnels (PF), quatre majeurs (fonction pyramidale, fonction cérébelleuse, fonction sensitive et fonction du tronc cérébral) et quatre mineurs (sphincters, vision, mental et autres) cotés de 0 à 6 ou 7, déterminant un score global en 20 niveaux allant de 0 (normal) à 10 (décès). Jusqu'au niveau 3,5, le score obtenu pour chaque paramètre fonctionnel et le nombre de PF atteints déterminent automatiquement le score EDSS. De 4 à 7, le niveau de l'EDSS est aussi déterminé par des critères d'atteinte de la marche(exemple : nécessité d'une aide de marche) (Tableau 1).

Tableau 1 : L'EDSS (Expanded Disability Status Scale)

Score	Critères
0	Examen neurologique normal (tous systèmes fonctionnels (PF) à 0 ; PF 1 mental acceptable).
1.0	Absence de handicap fonctionnel, signes minimes d'atteinte d'une des fonctions (PF 1, à l'exclusion du PF mental).
1.5	Absence de handicap fonctionnel, signes minimes dans plus d'un PF (plus d'un PF 1, à l'exclusion du PF mental).
2.0	Handicap minime d'un des PF (1 PF 2, les autres 0 ou 1).
2.5	Handicap minime dans 2 PF (2 PF 2, les autres 0 ou 1).
3.0	Handicap modéré dans un PF (1 PF score 3, les autres 0 ou 1) ; ou atteinte minime de 3 ou 4 fonctions (3 ou 4 PF 2 ; les autres 0 ou 1), mais malade totalement ambulatoire.
3.5	Totalement ambulatoire, mais atteinte modérée dans un PF (PF 3) et 1 ou 2 PF 2 ; ou 2 PF 3 ; ou 5 PF 2 (les autres 0 ou 1).
4.0	Malade totalement autonome pour la marche, vaquant à ses occupations 12h par jour malgré une gêne fonctionnelle relativement importante : 1 PF à 4 (les autres 0 ou 1), ou association de niveaux inférieurs dépassant les limites des degrés précédents. Capable de marcher 500 m environ sans aide ni repos.
4.5	Malade autonome pour la marche, vaquant à ses occupations la majeure partie de la journée, capable de travailler une journée entière, mais pouvant parfois être limité dans ses activités ou avoir besoin d'une aide minime, handicap relativement sévère : un PF 4 (les autres 0 ou 1), ou association de niveaux inférieurs dépassant les limites des degrés précédents. Capable de marcher 300 m environ sans aide ni repos.
5.0	Capable de marcher environ 200 m sans aide ni repos, handicap suffisamment sévère pour entraver l'activité d'une journée normale. (En général un PF 5, les autres 0 ou 1, ou association de niveaux plus faibles dépassant ceux du grade 4.0).
5.5	Capable de marcher environ 100 m sans aide ni repos ; handicap suffisamment sévère pour empêcher l'activité d'une journée normale. (En général un PF 5, les autres 0 ou 1, ou association de niveaux plus faibles dépassant ceux du grade 4.0).
6.0	Aide unilatérale (canne, canne anglaise, béquille) constante ou intermittente nécessaire pour parcourir environ 100 m avec ou sans repos intermédiaire. (En général association de PF comprenant plus de 2 PF 3+).
6.5	Aide permanente bilatérale (cannes, cannes anglaises, béquilles) nécessaire pour marcher 20 m sans s'arrêter. (En général association de PF comprenant plus de 2 PF 3+).
7.0	Incapable de marcher plus de 5 m même avec aide ; essentiellement confiné au fauteuil roulant ; fait avancer lui-même son fauteuil et effectue le transfert ; est au fauteuil roulant au moins 12 h par jour. (En général association de PF comprenant plus d'un PF 4+ ; très rarement, PF 5 pyramidal seulement).
7.5	Incapable de faire plus de quelques pas ; strictement confiné au fauteuil roulant ; à parfois besoin d'une aide pour le transfert ; peut faire avancer lui-même son fauteuil mais ne peut y rester toute la journée ; peut avoir besoin d'un fauteuil électrique (en général association de PF comprenant plus d'un PF 4+).
8.0	Essentiellement confiné au lit ou au fauteuil, ou promené en fauteuil par une autre personne ; peut rester hors du lit la majeure partie de la journée ; conserve la plupart des fonctions élémentaires ; conserve en général l'usage effectif des bras (en général PF 4+ dans plusieurs paramètres).
8.5	Confiné au lit la majeure partie de la journée ; garde un usage partiel des bras ; conserve quelques fonctions élémentaires. (En général PF 4+ dans plusieurs paramètres).
9.0	Patient grabataire ; peut communiquer et manger. (En général PF 4+ dans plusieurs paramètres).
9.5	Patient totalement impotent, ne peut plus manger ou avaler, ni communiquer (en général PF 4+ dans presque tous les paramètres).
10	Décès lié à la SEP.

L'EDSS est un score impacté pour l'essentiel par les paramètres fonctionnels "physiques", beaucoup moins par les troubles cognitifs, Sur le plan moteur, il reste cependant un score très global et d'autres échelles d'évaluation de la marche, de l'équilibre, de la spasticité sont fréquemment utilisées moins pour décrire les patients que pour évaluer l'efficacité des prises en charge, qu'elles soient médicamenteuses ou rééducatives Ces scores peuvent être non spécifiques de la SEP, comme le test de distance des 6 minutes [3] ou la MIF ; d'autres ont été développés plus spécifiquement pour la SEP : ce sont des scores pouvant porter sur les déficiences, l'activité, la participation ou les facteurs environnementaux (MSIS-29 [4], Kurtzke Functional System (FS) [5], etc.).

On peut distinguer au moyen de l'EDSS plusieurs groupes de patients :

- *Formes initiales :* EDSS 0-2,5
- *Formes intermédiaires :* EDSS 3-5,5. Les patients ont une marche autonome.
- *Formes avancées :* EDSS 6-7 correspondant à une phase d'autonomie en fauteuil roulant.
- *Formes sévères :* EDSS >7 correspondant à une dépendance totale pour les déplacements.

De la même façon, les troubles cognitifs (mémoire, langage, attention) peuvent être évalués par des tests validés et standardisés indépendamment de la pathologie causale, mais des batteries plus spécifiques de la SEP ont été développées comme le *Multiple Sclerosis Functional Composite* (MSFC) [6] qui intègre le *Paced Auditory Serial Addition Test* (PASAT) [7], test surtout utilisé dans les pays anglo-saxons, qui évalue l'attention et la vitesse de traitement d'une information.

DÉFINITION DU PROFIL ÉVOLUTIF

On définit plusieurs formes :

- La forme Récurrente-Rémittente (SEP-RR) est caractérisée par des poussées clairement définies avec une récupération totale ou avec quelques séquelles lors de la récupération.
- La forme primaire progressive (SEP-PP) est caractérisée par une évolution progressive d'emblée avec des phases de plateaux occasionnelles et des améliorations mineures temporaires.
- La forme secondaire progressive (SEP-SP) est caractérisée par une phase initiale récurrente-rémittente suivie d'une forme progressive avec ou sans poussées occasionnelles, suivies de rémissions minimes ou de plateaux.
- La forme progressive avec poussées (SEP-PR) est caractérisée par une progression du handicap dès le début, avec des poussées importantes nettes, suivies ou non de rémissions et des périodes entre les poussées caractérisées par une progression continue.

Même si le mode évolutif ne résume pas la sévérité de la maladie, les patients présentant des formes progressives ont globalement une atteinte neurologique plus sévère que les formes récurrentes-rémittentes qui retrouvent peu ou prou leur niveau avant poussée.

DONNÉES DE LA LITTÉRATURE

Longtemps, les principes de la rééducation de la sclérose en plaques ont été basés sur des données empiriques, voire des croyances et des dogmes, mais assez peu sur de solides données expérimentales. Depuis quelques années, la littérature sur le sujet s'étoffe en quantité et en qualité et on trouve de plus en plus d'études randomisées et contrôlées permettant de s'affranchir de certains des défauts des travaux antérieurs portant sur la rééducation.

Les populations de patients étudiées restent malgré tout encore hétérogènes, mélangeant les différents profils évolutifs (formes progressives et rémittentes).

Enfin, la majorité des études portant sur la rééducation des patients atteints de SEP incluent des patients "marchants" avec des EDSS en dessous de 6 (et souvent beaucoup moins), car les critères d'évaluation de l'efficacité du traitement reposent souvent sur des paramètres de marche plus susceptibles d'être sensibles à un changement. On constate notamment une littérature récente assez riche s'intéressant aux bénéfices de l'activité physique chez ces patients moins atteints. Les patients présentant une atteinte modérée ou sévère font surtout l'objet d'études sur l'effet de la rééducation sur la qualité de vie plus que sur l'activité et la participation.

Certains profils de patients ne font pas ou très peu l'objet d'études :

- les patients les plus lourdement handicapés, et notamment les patients institutionnalisés, qui sont pratiquement exclus des études.
- Les patients en cours de poussée ou juste après.

La littérature sur la rééducation de la SEP a donné lieu à des revues Cochrane [8, 9, 10] et a été intégrée sur le plan national à une réunion de consensus [1] dont les conclusions sont reportées dans ce chapitre.

LES TECHNIQUES DE RÉÉDUCATION : QUELS BÉNÉFICES POUR QUELS PATIENTS ?

Prise en charge multidisciplinaire avec programme adapté aux déficiences, capacités résiduelles et aux besoins des patients

L'étude de Kahn *et al.* réalisée en 2008 [11] a montré l'efficacité à un an d'une telle prise en charge sur la MIF et la qualité de vie des patients. Dans le groupe traité, le programme de rééducation comportait 3 à 5 séances hebdomadaires pendant 3 à 6 semaines auxquelles succédait une prise en charge d'auto-entretien et de prise en charge au domicile à l'issu correspondant à la prise en charge du groupe contrôle. L'EDSS des patients inclus était compris entre 2 et 8, mais les effets du traitement n'étaient pas détaillés en fonction des 3 groupes d'EDSS décrits (0-3, 3,5 -6 et 6,5+).

A l'exception d'une [12], la plupart des études randomisées et contrôlées précédentes [13, 14, 15] ont montré des résultats similaires sur le bénéfice de ce type de programme. Cependant, Kahn dans sa revue Cochrane [8] soulignait le fait que si la rééducation multidisciplinaire de la SEP améliorait les patients en terme d'activité et de participation, elle ne modifiait par l'importance de l'atteinte neurologique. Il recommandait alors la réalisation d'études contrôlées de bonnes qualités s'intéressant plus en détail au contenu, à la spécificité et à l'intensité de ces programmes, avec des indicateurs solides.

Renforcement musculaire

Longtemps considéré comme contre-indiqué dans la rééducation des maladies neurologiques en général et dans la SEP en particulier, le renforcement musculaire a montré son efficacité sur la force motrice et les capacités fonctionnelles de certains patients atteints de SEP. Dans son étude randomisée et contrôlée en simple aveugle, Dalgas *et al.* [16] ont montré chez des patients ayant un EDSS compris entre 3 et 5,5, le bénéfice d'un programme de 12 semaines de renforcement bi-hebdomadaire standardisé des membres inférieurs sur le *Functional Capacity Score* (FS) et sur la force motrice des muscles entraînés. Ce bénéfice n'était pas retrouvé dans le groupe contrôle et persistait 3 mois plus tard. Ces données confirment ce qui avait été décrit précédemment par d'autres publications [17, 18].

On ne retrouve pas dans la littérature d'étude permettant de conclure à l'intérêt du renforcement musculaire des membres inférieurs dans des formes plus avancées. Le renforcement musculaire des membres supérieurs pourrait cependant être proposé à ces patients [19].

Activité physique, entraînement de l'endurance

La littérature concernant l'activité physique (AP) et l'entraînement de l'endurance s'est particulièrement enrichie au cours des dernières années. Plusieurs études ont montré l'intérêt de l'activité physique adaptée sur la fatigue, la force musculaire, les capacités aérobies et l'anxiété-dépression des patients atteints de SEP [16, 20, 21]. L'étude de Sandroff *et al.* [22] a même montré un bénéfice sur certains des troubles cognitifs des patients. Une des critiques qu'on peut opposer aux activités physiques adaptées et à l'entraînement de l'endurance est qu'on la limite probablement aux patients de formes initiale ou intermédiaire. Les travaux récents de Skjerbaek *et al.* [23] ont pourtant montré la faisabilité d'un programme de réentraînement à l'effort utilisant les membres supérieurs sur un petit groupe de patients dont l'EDSS se situait entre 6,5 et 8, donc ayant une forme avancée de SEP.

Longtemps bannis des programmes de rééducation de la SEP au même titre que le renforcement musculaire, l'activité physique et le travail d'endurance ont donc montré leur intérêt dans l'amélioration de la marche, la diminution de la fatigue et l'amélioration de la qualité de vie. Dans ce domaine encore, il reste à affiner et à adapter les protocoles en fonction de la présentation clinique des patients pour en améliorer la tolérance et l'efficience.

Rééducation de l'ataxie et des troubles de l'équilibre

La revue Cochrane consacrée au traitement de l'ataxie dans la SEP [24] concluait à l'absence d'efficacité de la rééducation de l'ataxie faute d'indicateurs adaptés à l'évaluation de l'ataxie. On sait cependant que le trouble de l'équilibre dans la SEP est corrélé à l'EDSS [25] ainsi qu'aux différents déficits (moteur, proprioceptif, etc.) et que dans les formes intermédiaires (EDSS 3-5,5) la prise en charge en rééducation de ces déficits a un effet démontré sur la force musculaire, la vitesse de marche et certains paramètres d'équilibre [11]. Il est donc légitime de proposer une prise en charge en rééducation multidisciplinaire aux patients présentant des troubles de l'équilibre avec risque de chutes. Dans les formes avancées (EDSS 6-7) Wiles *et al.* [14] ont montré un effet modéré de la kinésithérapie sur l'équilibre disparaissant en quelques semaines.

Etirements musculaires

Il paraît évident à chacun que les étirements musculaires doivent être pratiqués chez les patients atteints de pathologie neurologique s'accompagnant de spasticité, au moins dans un objectif de prévention des rétractions musculaires et d'entretien articulaire. Cependant leur rôle n'a pas été formellement démontré par les différents travaux de la littérature [26] et peu d'études [27] s'intéressent à leur effet dans la SEP. Dans l'attente de travaux dans ce sens, et en l'absence d'effets indésirables des exercices d'étirements, cette technique reste toujours d'actualité.

Utilisation du froid (cryothérapie)

La cryothérapie par immersion ou par refroidissement musculaire localisé (manchons ou vêtements réfrigérants) fait traditionnellement partie de l'arsenal thérapeutique des unités de rééducation prenant en charge les patients atteints de SEP. L'utilisation en est ancienne et a été étayée notamment par l'étude de Schwid *et al.* [28]. Ces auteurs ont obtenu chez des patients thermosensibles avec un EDSS inférieur à 6, soumis à un traitement quotidien par cryothérapie pendant un mois, un effet – qualifié de modeste – sur les scores de fatigue et de force musculaire. D'autres études [29, 30] ont également mis en évidence une discrète amélioration du tremblement cérébelleux et de la vitesse de marche. Cependant, les effets bénéfiques de la cryothérapie, lorsqu'ils se manifestent ne durent pas plus de quelques heures.

LES TROUBLES COGNITIFS

Si les troubles cognitifs sont fréquents dans la SEP (60 % des cas [31]) et même si leur existence est susceptible d'influer sur leur autonomie (y compris de déambulation), la plainte des patients n'est pas toujours présente. Les symptômes les plus fréquents sont les troubles de l'attention, de la mémoire et du traitement de l'information.

Das Nair *et al.* [10] puis Rosti-Otajärvi *et al.* [9] ont effectué une revue des différentes études évaluant l'efficacité de programmes de rééducation de la mémoire et des troubles neuropsychologiques. Leurs méta-analyses n'ont pas dégagé d'amélioration significative des troubles cognitifs par la rééducation même si 18 des 20 études retenues montraient une tendance en faveur d'une efficacité de la rééducation.

Il paraît donc légitime de proposer une rééducation neuropsychologique aux patients SEP ayant une plainte cognitive et souhaitant une prise en charge mais en l'absence d'arguments de preuve plus solides, cette rééducation ne peut être systématique pour les autres patients.

QUELLE RÉÉDUCATION PROPOSER EN FONCTION DE LA GRAVITÉ DE LA SEP ?

Faute de pouvoir réaliser un arbre de décision au sens strict, les données de la littérature citées plus haut et l'état actuel de nos pratiques permettent d'établir des propositions de rééducation en fonction de l'EDSS.

Formes initiales : EDSS 0-2,5

- Activité physique et travail d'endurance ou au moins maintien de l'activité sportive préexistante au diagnostic de la SEP.
- Stimulation cognitive ou rééducation neuropsychologique en cas de plainte.

Formes intermédiaires : EDSS 3-5,5

- Activité physique et travail d'endurance.
- Étirements musculaires en cas de spasticité.
- Rééducation pluridisciplinaire ciblée sur les difficultés motrices.
- Cryothérapie pour les patients thermosensibles.
- Stimulation cognitive ou rééducation neuropsychologique en cas de plainte.

Formes avancées : EDSS 6-7

- Étirements musculaires et entretien articulaire.
- Activité physique et travail d'endurance utilisant le haut du corps.
- Rééducation pluridisciplinaire ciblée sur les difficultés motrices et surtout la réadaptation.
- Cryothérapie pour les patients thermosensibles.
- Stimulation cognitive ou rééducation neuropsychologique en cas de plainte.

Formes sévères : EDSS >7

- Étirements musculaires et entretien articulaire.
- Rééducation pluridisciplinaire à visée de réadaptation.
- Activité physique et travail d'endurance utilisant le haut du corps quand cela est possible.
- Stimulation cognitive ou rééducation neuropsychologique en cas de plainte.

RÉÉDUCATION EN HOSPITALISATION COMPLÈTE, EN HDJ DE MPR OU EN LIBÉRAL ?

Les recommandations concernant les modalités de la prise en charge en rééducation restent encore débattues et seront traitées en détail dans les chapitres suivants. Mais il faut bien reconnaître qu'en pratique, ces modalités de prise en charge dépendent pour beaucoup du niveau de dépendance du patient et surtout de l'offre de soins locale et des possibilités de transports. Un patient porteur d'un handicap lourd sera plus difficilement pris en charge en hôpital de jour qu'en hospitalisation complète pour un séjour de rééducation. Parallèlement, un patient ayant une bonne autonomie de déplacement se verra le plus souvent proposer une prise en charge ambulatoire.

CONCLUSION

Même si beaucoup de progrès ont été réalisés dans la description des techniques de prise en charge de rééducation dans la sclérose en plaques, il reste encore beaucoup à faire pour déterminer par des études de bonne qualité méthodologique quelles sont les techniques les plus intéressantes et les plus efficaces sur les différents symptômes et aux différents stades de cette maladie.

RÉFÉRENCES

[1] PÉLISSIER J, BÉNAIM C, PETIOT S. Locomotor reeducation and multiple sclerosis. A critical analysis of the literature. *Rev Neurol (Paris). 2001 Sep; 157(8-9 Pt 2): 1030-40.*

[2] KURTZKE JF. Rating neurologic impairment in multiple sclerosis: an expanded disability status scale (EDSS). *Neurology 1983 Nov; 33(11): 1444-52.*

[3] GOLDMAN MD, MARRIE RA, COHEN JA. Evaluation of the six-minute walk in multiple sclerosis subjects and healthy controls. *Mult Scler Houndmills Basingstoke Engl. 2008 Apr; 14(3): 383-90.*

[4] HOOGERVORST ELJ, ZWEMMER JNP, JELLES B, POLMAN CH, UITDEHAAG BMJ. Multiple Sclerosis Impact Scale (MSIS-29): relation to established measures of impairment and disability. *Mult Scler Houndmills Basingstoke Engl. 2004 Oct; 10(5): 569-74.*

[5] FREEMAN JA, LANGDON DW, HOBART JC, THOMPSON AJ. The impact of inpatient rehabilitation on progressive multiple sclerosis. *Ann Neurol. 1997 Aug; 42(2): 236-44.*

[6] FISCHER JS, RUDICK RA, CUTTER GR, REINGOLD SC. The Multiple Sclerosis Functional Composite Measure (MSFC): an integrated approach to MS clinical outcome assessment. National MS Society Clinical Outcomes Assessment Task Force. *Mult Scler Houndmills Basingstoke Engl. 1999 Aug; 5(4): 244-50.*

[7] GRONWALL DM. Paced auditory serial-addition task: a measure of recovery from concussion. *Percept Mot Skills. 1977 Apr; 44(2): 367-73.*

[8] KHAN F, TURNER-STOKES L, NG L, KILPATRICK T. *Multidisciplinary rehabilitation for adults with multiple sclerosis. Postgrad Med J. 2008 Jul; 84(993): 385.*

[9] ROSTI-OTAJÄRVI EM, HÄMÄLÄINEN PI. Neuropsychological rehabilitation for multiple sclerosis. *Cochrane Database Syst Rev. 2014;2: CD009131.*

[10] DAS NAIR R, FERGUSON H, STARK DL, LINCOLN NB. Memory Rehabilitation for people with multiple sclerosis. *Cochrane Database Syst Rev. 2012;3: CD008754.*

[11] KHAN F, PALLANT JF, BRAND C, KILPATRICK TJ. Effectiveness of rehabilitation intervention in persons with multiple sclerosis: a randomised controlled trial. *J Neurol Neurosurg Psychiatry. 2008 Nov; 79(11): 1230-5.*

[12] STORR LK, SØRENSEN PS, RAVNBORG M. The efficacy of multidisciplinary rehabilitation in stable multiple sclerosis patients. *Mult Scler Houndmills Basingstoke Engl. 2006 Apr; 12(2): 235-42.*

[13] POZZILLI C, BRUNETTI M, AMICOSANTE AMV, GASPERINI C, RISTORI G, PALMISANO L, *et al.* Home based management in multiple sclerosis: results of a randomised controlled trial. *J Neurol Neurosurg Psychiatry. 2002 Sep; 73(3): 250-5.*

[14] WILES CM, NEWCOMBE RG, FULLER KJ, SHAW S, FURNIVAL-DORAN J, PICKERSGILL TP, *et al.* Controlled randomised crossover trial of the effects of physiotherapy on mobility in chronic multiple sclerosis. *J Neurol Neurosurg Psychiatry. 2001 Feb; 70(2): 174-9.*

[15] SOLARI A, FILIPPINI G, GASCO P, COLLA L, SALMAGGI A, LA MANTIA L, *et al.* Physical rehabilitation has a positive effect on disability in multiple sclerosis patients. *Neurology 1999 Jan 1; 52(1):57-62.*

[16] DALGAS U, STENAGER E, JAKOBSEN J, PETERSEN T, HANSEN HJ, KNUDSEN C, *et al.* Resistance training improves muscle strength and functional capacity in multiple sclerosis. *Neurology 2009 Nov 3; 73(18): 1478-84.*

[17] WHITE LJ, McCOY SC, CASTELLANO V, GUTIERREZ G, STEVENS JE, WALTER GA, *et al.* Resistance training improves strength and functional capacity in persons with multiple sclerosis. *Mult Scler Houndmills Basingstoke Engl. 2004 Dec; 10(6): 668-74.*

[18] ROBINEAU S, NICOLAS B, GALLIEN P, PETRILLI S, DURUFLE A, EDAN G, *et al.* Eccentric isokinetic strengthening in hamstrings of patients with multiple sclerosis. *Ann Réadapt Médecine Phys Rev Sci Société Fr Rééduc Fonct Réadapt Médecine Phys. 2005 Feb; 48(1): 29-33.*

[19] SPOOREN AI, TIMMERMANS AA, SEELEN HA. Motor training programs of arm and hand in patients with MS according to different levels of the ICF: a systematic review. *BMC Neurol. 2012 Jul 2; 12: 49.*

[20] PETAJAN JH, GAPPMAIER E, WHITE AT, SPENCER MK, MINO L, HICKS RW. Impact of aerobic training on fitness and quality of life in multiple sclerosis. *Ann Neurol. 1996 Apr; 39(4): 432-41.*

[21] DETTMERS C, SULZMANN M, RUCHAY-PLÖSSL A, GÜTLER R, VIETEN M. Endurance exercise improves walking distance in MS patients with fatigue. *Acta Neurol Scand. 2009 Oct; 120(4): 251-7.*

[22] SANDROFF BM, KLAREN RE, PILUTTI LA, DLUGONSKI D, BENEDICT RHB, MOTL RW. Randomized controlled trial of physical activity, cognition, and walking in multiple sclerosis. *J Neurol. 2014 Feb; 261(2): 363-72.*

[23] SKJERBÆK AG, NÆSBY M, LÜTZEN K, MØLLER AB, JENSEN E, LAMERS I, *et al.* Endurance training is feasible in severely disabled patients with progressive multiple sclerosis. *Mult Scler Houndmills Basingstoke Engl. 2014 Apr; 20(5): 627-30.*

[24] MILLS RJ, YAP L, YOUNG CA. Treatment for ataxia in multiple sclerosis. *Cochrane Database Syst Rev. 2007;(1):CD005029.*

[25] THOUMIE P, LAMOTTE D, CANTALLOUBE S, FAUCHER M, AMARENCO G. Motor determinants of gait in 100 ambulatory patients with multiple sclerosis. *Mult Scler Houndmills Basingstoke Engl. 2005 Aug;11(4): 485-91.*

[26] BOVEND'EERDT TJ, NEWMAN M, BARKER K, DAWES H, MINELLI C, WADE DT. The effects of stretching in spasticity: a systematic review. *Arch Phys Med Rehabil. 2008 Jul; 89(7): 1395-406.*

[27] BRAR SP, SMITH MB, NELSON LM, FRANKLIN GM, COBBLE ND. Evaluation of treatment protocols on minimal to moderate spasticity in multiple sclerosis. *Arch Phys Med Rehabil. 1991 Mar; 72(3): 186-9.*

[28] SCHWID SR, PETRIE MD, MURRAY R, LEITCH J, BOWEN J, ALQUIST A, *et al.* A randomized controlled study of the acute and chronic effects of cooling therapy for MS. *Neurology. 2003 Jun 24; 60(12): 1955-60.*

[29] FEYS P, HELSEN W, LIU X, MOOREN D, ALBRECHT H, NUTTIN B, *et al.* Effects of peripheral cooling on intention tremor in multiple sclerosis. *J Neurol Neurosurg Psychiatry. 2005 Mar; 76(3): 373-9.*

[30] MEYER-HEIM A, ROTHMAIER M, WEDER M, KOOL J, SCHENK P, KESSELRING J. Advanced lightweight cooling-garment technology: functional improvements in thermosensitive patients with multiple sclerosis. *Mult Scler Houndmills Basingstoke Engl. 2007 Mar; 13(2): 232-7.*

[31] LANGDON DW. Cognition in multiple sclerosis. *Curr Opin Neurol. 2011 Jun; 24(3): 244-9.*

Essai contrôlé randomisé multicentrique comparant l'efficacité de deux techniques de rééducation dans une population de patients atteints de sclérose en plaques

S. Hameau, R. Zory, D. Bensmail

INTRODUCTION

La sclérose en plaques touche 80 000 personnes en France. 2 000 nouveaux cas sont diagnostiqués chaque année. Le mode évolutif de la SEP se fait soit par poussées (formes rémittentes) soit de manière progressive (secondairement ou d'emblée progressive). De grands progrès ont été observés ces dernières années sur le plan thérapeutique dans les formes rémittentes de SEP permettant une réduction du nombre de poussées de 60 % environ avec les derniers traitements mis sur le marché. Le tableau clinique des patients atteints de SEP est caractérisé par la présence de déficiences motrices mais également de troubles sensitifs, vésico-sphinctériens et cognitifs. Les déficiences motrices font fréquemment l'objet d'une prise en charge kinésithérapique ou multidisciplinaire globale incluant kinésithérapie, ergothérapie et activité physique adaptée.

La difficulté d'évaluation des programmes de rééducation tient notamment à la disparité des expressions cliniques de la maladie. Certains services de médecine physique et réadaptation (MPR) prennent en charge des patients atteints de SEP avec des programmes de rééducation multidisciplinaire : kinésithérapie, ergothérapie ± activité physique. En raison d'un manque de structures de MPR organisant ce type de prise en charge, la prise en charge rééducative des patients atteints de SEP se déroule le plus souvent par des kinésithérapeutes en cabinet de ville.

L'efficacité des programmes de rééducation n'a été que rarement évaluée et les résultats de la littérature sont discordants. La durée de la prise en charge est très différente selon les études, comprise entre 3 semaines et un an. La durée d'efficacité est comprise entre 2 et 9 mois en fonction des paramètres étudiés. Plusieurs études ont évalué l'effet de programmes associant kinésithérapie et ergothérapie. Ces études ont mis en évidence une amélioration fonctionnelle, avec entre autre une amélioration de l'activité de marche, de la qualité de vie ou de la fatigabilité. Même si la plupart des études ont évalué la prise en charge hospitalière, certaines études ont évalué l'effet de prise en charge à domicile. Une étude comparative (à domicile versus hospitalière) a montré une efficacité significative quelles que soient les modalités de prise en charge mais sans supériorité d'une prise en charge par rapport à l'autre en termes de capacités locomotrices ou limitation d'activités [1]. Comme le montre la revue de littérature réalisée par Kesselring et Beer en 2005 [2] concernant la prise en charge rééducative, il n'existe aujourd'hui aucun consensus.

D'autres études se sont intéressées à l'activité physique adaptée. En effet, certaines études ont évalué spécifiquement l'effet de programme de renforcement musculaire et de réentraînement à l'effort. Ces études montrent que ces prises en charge peuvent induire une amélioration des capacités aérobies (VO_2max), de l'activité de marche, de la fatigue, de la qualité de vie ou de la force développée par les groupes musculaires des membres inférieurs [3-7]. L'ensemble de ces études sur l'activité physique adaptée ont conduit une équipe danoise à établir des recommandations sur l'activité physique chez les patients atteints de SEP [8]. D'après ces auteurs, les séances d'endurance réalisées avec des cycloergomètres doivent être pratiquées à une intensité correspondant à 60-80 % de la fréquence cardiaque maximale théorique ou à 50-70 % de la VO_2max. La durée recommandée des sessions est de 10 à 40 minutes en fonction de la déficience motrice des patients. En ce qui concerne le renforcement musculaire, l'objectif est de travailler sur des contractions maximales au nombre de 7-8 répétitions. Le nombre de séries réalisées est en moyenne de 5 à 6.

Les études étaient généralement focalisées sur un ou quelques aspects bien précis : les déficiences motrices [9, 10], la limitation d'activité [11-13], l'indépendance fonctionnelle [14], la qualité de vie [14, 15], la force musculaire développée par un ou des groupes musculaires (ischio-jambiers, quadriceps) [3, 16], les capacités locomotrices [3], la fatigue [17]. Chaque étude ne s'intéressait qu'à un ou deux critères et non pas à l'effet global des programmes de rééducation.

Les protocoles réalisés jusqu'à présent ont évalué soit un programme de rééducation multidisciplinaire, soit un programme d'activité physique adaptée (réentraînement à l'effort et/ou renforcement musculaire). Aucune étude n'a, à notre connaissance, évalué l'effet combiné d'une prise en charge kinésithérapique adaptée aux déficiences du patient associée à un réentrainement à l'effort et des séances de renforcement musculaire sur des paramètres aussi divers que les capacités locomotrices, l'endurance, la force musculaire, les capacités aérobies, la fatigue, la qualité de vie et l'humeur des patients atteints de SEP. De plus, la comparaison de l'effet de tels séjours avec la prise en charge traditionnelle kinésithérapique en cabinet de ville n'a jamais été réalisée. Cette prise en charge kinésithérapique en cabinet de ville constitue la prise en charge standard actuelle en France compte tenu du faible nombre de structures de rééducation prenant en charge les patients atteints de SEP en France.

L'objectif principal de cette étude est de comparer l'efficacité de deux techniques de rééducation (hospitalière versus en cabinet de ville) sur la distance de marche parcourue en 6 minutes après un mois de rééducation. Les ***objectifs secondaires*** sont de comparer l'efficacité de ces deux techniques sur des paramètres tels que la vitesse de marche, les capacités de transition posturale, la vitesse de montée et de descente de 10 marches, l'équilibre et la posture, la qualité de vie, l'état thymique, la fatigue et la fatigabilité des patients, la force musculaire développée par deux groupes musculaires des membres inférieurs et les capacités aérobies. Nous souhaitons, par ailleurs, évaluer la durée de l'effet d'une telle prise en charge dans le cas probable où un effet bénéfique serait observé.

Nous formulons ***l'hypothèse*** de la supériorité d'une prise en charge kinésithérapique adaptée aux déficiences du patient associée à un réentrainement à l'effort et des séances de renforcement musculaire, d'un mois en hôpital de jour par rapport à la prise en charge kinésithérapique en cabinet de ville, actuellement la plus répandue, en terme de capacités locomotrices, d'endurance, de force, de capacités cardio-vasculaires, de fatigue et de qualité de vie. Les ***bénéfices escomptés*** sont une amélioration significative de la distance parcourue au cours du test des 6 minutes par rapport au groupe contrôle (> 15 %), une amélioration des performances de marche, d'équilibre, des capacités aérobies et de la force maximale développée par les extenseurs et fléchisseurs de genoux, une réduction de la fatigue et de la fatigabilité des patients, une amélioration de la qualité de vie, de l'humeur et de la participation sociale des patients. Nous nous attendons à obtenir un bénéfice d'une durée de 6 mois.

MÉTHODES

Design

Cette étude est une étude prospective interventionnelle, multicentrique, randomisée, contrôlée. L'évaluation des traitements non pharmacologiques comme la rééducation pose des problèmes méthodologiques spécifiques [18, 19]. Pour des raisons techniques et éthiques évidentes l'insu des patients et des thérapeutes n'est pas possible dans cette étude. Par conséquent, les standards d'évaluation de ces interventions ne suivent pas les critères de qualité développés pour les traitements pharmacologiques et seront faits suivant les recommandations de l'échelle de qualité CLEAR NPT [20]. Cette échelle comprend une liste d'items (10 items et 5 sous-items) qui sont les points fondamentaux pour garantir la qualité des essais contrôlés randomisés portant sur les traitements non pharmacologiques. Afin de minimiser les biais liés à l'absence d'aveugle, l'évaluation des critères de jugement sera effectuée par des évaluateurs indépendants, spécialistes des pathologies neurologiques et n'ayant pas connaissance du type de prise en charge suivi par les patients. La planification, la mise en œuvre, l'analyse et l'écriture finale des résultats se feront aussi selon les recommandations du CONSORT statements [21, 22]. Afin de minimiser les biais liés à l'absence d'aveugle, plusieurs stratégies seront mises en œuvre [23] :

- *Les patients seront en insu des hypothèses :* les patients seront informés de l'objectif de cette étude qui est de comparer plusieurs stratégies de rééducation. En revanche, le contenu de chaque technique de rééducation ainsi que les hypothèses initiales de l'étude ne leur seront pas détaillés. Cette stratégie devrait limiter les biais. Cette méthode est acceptable éthiquement car les patients seront informés que pour des raisons scientifiques, on ne peut pas leur expliquer toutes les hypothèses de l'étude.
- *L'évaluation clinique se fera en aveugle :* les évaluations sont en effet réalisées par des thérapeutes en aveugle du traitement effectué. Avant chaque évaluation, on rappellera au patient qu'il ne doit pas évoquer les modalités de sa prise en charge avec l'évaluateur afin de ne pas lever l'insu. Cette information sera également notifiée dans la note d'information remise au patient. De plus, les kinésithérapeutes libéraux seront informés de la participation du patient à un protocole de recherche biomédicale sans spécifier, comme pour le patient, les objectifs du protocole afin de ne pas introduire de biais dans la prise en charge. Nous souhaitons, dans ce contexte, leur demander de remplir un carnet concernant le contenu global des séances.

Cette étude est multicentrique, avec la participation de 9 centres en France. L'ensemble des centres sélectionnés pour participer à l'étude ont une expérience notoire en rééducation de patients atteints de SEP. Ils ont tous une expertise en recherche clinique. Chaque centre aura à recruter de 15 à 20 patients en 2 ans. Il sera demandé aux centres ayant une haute spécialisation en prise en charge de patients atteints de SEP d'inclure davantage de patients (30-40) en 2 ans.

Participants

Les deux techniques de rééducation seront comparées chez des patients atteints de SEP dont le score EDSS est inférieur ou égal à 5 c'est-à-dire pouvant parcourir une distance supérieure à 200 mètres sans aide et sans repos. Les critères d'inclusion sont également : d'être âgé de plus de 18 ans, de se situer à plus de 3 mois d'une poussée de la maladie, à plus de 6 mois d'un programme de rééducation intensive en milieu hospitalier et à 6 mois d'une modification du traitement de fond de la SEP. Les patients auront été informés des objectifs de l'étude et auront donné leur consentement éclairé par écrit. Les critères de non-inclusion sont : la présence de troubles cognitifs majeurs empêchant la participation active au protocole à l'appréciation du médecin lors de la visite d'inclusion, la participation à une autre recherche biomédicale médicament dans un délai de moins de 3 mois, une pathologie médicale majeure pouvant interférer avec la participation active du patient, une pathologie cardiaque ou respiratoire rendant impossible un réentraînement à l'effort et une pathologie orthopédique rendant difficile la prise en charge rééducative.

Recrutement et randomisation

240 patients participeront à cette étude. Les patients seront inclus sur une période de 28 mois et la durée de participation de chaque patient sera de 6 mois à 8 mois. En effet, un délai entre la randomisation du patient et le début du programme de rééducation est prévu afin que les patients puissent s'organiser pour leur prise en charge en rééducation. La réalité du terrain fait qu'il y a parfois jusqu'à 2 mois d'attente pour les patients avant de bénéficier d'une place de rééducation à l'hôpital. Il sera demandé au patient de ne pas modifier son rythme habituel de rééducation et on notera également le nombre de séances effectuées durant cette période. Les patients seront recrutés parmi la file active de patients des 9 centres impliqués dans le projet (CHU R. Poincaré, CHU Pitié-Salpétrière, CHU Lille, CHU Nantes, CHU Angers, CH Gonesse, CHU Brest, Fondation Sainte-Marie, Pôle MPR Saint-Hélier). La randomisation sera centralisée. Une liste de randomisation sera générée avec des blocs de taille variable afin de respecter l'assignation secrète et d'éviter les biais de sélection.

À l'issue de la visite d'inclusion, les patients seront randomisés entre 2 groupes :
- Prise en charge kinésithérapique en cabinet de ville ;
- Prise en charge en milieu hospitalier associant kinésithérapie et activité physique adaptée.

Evaluations

Les évaluations seront réalisées avant le début du programme de rééducation (J0), immédiatement après la fin du programme (M1), 2 mois après la fin du programme (M3) et 5 mois après la fin du programme (M6). Ces évaluations seront réalisées au même horaire pour un patient et de préférence le matin du fait de la variabilité des performances des patients au cours de la journée en raison de la fatigue. Les thérapeutes qui effectueront les évaluations seront formés à l'étude lors des mises en place par un kinésithérapeute et devront être en aveugle du programme de rééducation reçu par les patients. ***Le critère de jugement principal*** est la distance de marche parcourue en 6 minutes (test des 6 minutes) immédiatement après la fin du programme de rééducation [24]. Les ***critères de jugement secondaires*** sont :
- *La force musculaire* maximale développée par les extenseurs et fléchisseurs de genoux (évaluation isocinétique ou par dynamomètre manuel). L'évaluation isocinétique est actuellement validée dans de nombreuses populations de patients dont les patients atteints de SEP [3, 16].
- *Les capacités aérobies* évaluées lors d'une épreuve d'effort maximale triangulaire. Cette évaluation est réalisée par un médecin

habilité à réaliser les tests d'effort pour l'évaluation à J0 et à M1. Pour les évaluations suivantes, un protocole de calcul sous maximal de la VO_2max est utilisé.
- *L'équilibre debout* (Echelle de Berg [25] et une posturographie [26]).
- *Des tests fonctionnels* (vitesse de marche lors du test des 10 mètres à vitesse de confort et spontanée [27], les capacités de transition posturale (Timed up and go) [28, 29] et les vitesses de montée et de descente des escaliers avec une montée de 10 marches chronométrée ainsi que la descente de 10 marches).
- *Un bilan clinique* (bilan articulaire, moteur, spasticité, sensibilité superficielle et profonde).
- *La fatigue* (échelle de fatigue FSS, Fatigue Severity Scale et MFIS, Modified Fatigue Impact Scale, échelle de fatigue par EVA).
- *La qualité de vie :* échelle SEP 59 [30, 31].
- *L'impact de la SEP* sur la participation sociale du patient (Multiple Sclerosis Impact Scale : MSIS 29) [14, 32].
- *L'état thymique* (Échelle HAD, Hospital Anxiety and Depression scale) [15, 33, 34].
- *Une étude médico-économique* sera également réalisée.

Calcul de l'échantillon

Pour le calcul du nombre de sujets, nous nous sommes appuyés sur les résultats de l'essai de Dalgas *et al.* (2009) qui montre que chez 16 patients atteints de sclérose en plaques, la distance de marche parcourue au cours du test des 6 minutes dans le groupe contrôle sans exercice est de 435 m (écart type de 157) alors que dans le groupe "exercice" elle est de 495 m après traitement (écart type de 182) [3]. Dans notre étude, pour mettre en évidence une augmentation de 12 % du périmètre de marche dans le groupe prise en charge hospitalière par rapport au groupe contrôle (prise en charge classique en cabinet de ville), soit un effet traitement absolu moyen de 60 mètres, avec un risque α de première espèce de 5 % et une puissance de 80 % en formulation bilatérale, il faut inclure 108 patients par groupe. Si on rajoute 10 % de sujets supplémentaires en raison du risque de perdus de vue ou d'arrêt prématuré, il faut 119 patients par groupe.

Interventions

À l'issue de la visite d'inclusion et d'évaluation, les patients seront randomisés entre 2 groupes :

1. Prise en charge kinésithérapique en cabinet de ville

La prescription de séances de kinésithérapie est standardisée et précise les éléments suivants : Séances de kinésithérapie 4 x/semaine pendant 4 semaines. La prise en charge habituelle ne doit pas être modifiée, les différents actes cités ci-dessous sont indiqués à titre d'exemple :
- Travail de la marche,
- Travail de l'équilibre,
- Etirements musculaires des membres inférieurs,
- Renforcement musculaire des membres inférieurs,
- Réentrainement à l'effort,
- Travail du relever du sol et du passage assis-debout.

2. Prise en charge en milieu hospitalier associant kinésithérapie et activité physique adaptée

Chaque patient participera à 4 séances par semaine pendant 4 semaines.

Séance de kinésithérapie (1 heure)

Les exercices et leurs progressions sont standardisés. Les kinésithérapeutes choisiront parmi un pool d'exercices selon les besoins spécifiques et les déficiences de chaque patient (Tableau 1).

Séance d'activité physique adaptée

L'activité physique sera de type combiné [35], donc associera des séances de renforcement musculaire (force) et des séances visant l'amélioration des capacités aérobies des patients (endurance). Ces deux types de séan-

Tableau 1 : Prise en charge kinésithérapique

Type	Fréquence	Durée	Description
Marche	4x/sem	15 mn	Dans ces trois situations : - Tapis roulant (vitesse/répétition) ; - Marche dans le couloir (correction du schéma de marche) ; - Marche à l'extérieur (terrain varié)
Equilibre	4x/sem	15 mn	- Dans différentes positions de la séquence de redressement (genoux dressés, chevalier servant) ; - En diminuant progressivement la surface d'appui au sol : bipodal pieds écartés, pieds joints, en fente, tandem et en unipodal ; - En ajoutant un sol instable (coussin, plateau instable, Huber®) ; - Dans ces différentes positions, ajout de déséquilibres intrinsèques et extrinsèques : Maintien de position les yeux ouverts/yeux fermés, déplacement d'objets en augmentant l'éloignement par rapport au corps du patient, vers le haut/bas et avec des rotations du tronc, lancer/réception de ballon, medecine-ball).
Renforcement musculaire ciblé sur les muscles clés des membres inférieurs : 2x10 contractions	3x/sem	10 mn	Fléchisseurs de hanche, Moyen et Grand fessier, Quadriceps, IJ, Triceps, et releveurs en utilisant des élastiques et poids adaptés et des exercices fonctionnels qui utilisent le poids du corps. (Squat, flexion de hanche avec poids aux chevilles en position debout, montée sur la pointe des pieds, abduction bilatérale contre résistance des élastiques).
Etirements musculaires ciblés sur les muscles spastiques et hypoextensibles	3x/sem	10 mn	Triceps, Rectus Femoris/psoas, IJ, adducteurs Apprentissage des auto-étirements.
Parcours de marche	3x/sem	10 mn	Ramassage d'objet au sol, enjambement d'obstacle, montée et descente de marche, escaliers, marche sur une ligne, slalom, changements de direction, fentes alternées, marche sur sol instable.
Passage assis - debout	1x/sem	10 mn	2 séries de 5 passages assis-debout à une hauteur ne nécessitant pas d'appuis des membres supérieurs (correction de la position du patient, enroulement vers l'avant). Augmenter progressivement le nombre de séries.
Relever du sol	2x/sem	10 mn	En diminuant progressivement l'aide et les appuis nécessaires.

ces seront effectués l'une à la suite de l'autre en débutant par la séance de réentraînement à l'effort puis la séance de renforcement musculaire.

Séance de réentraînement à l'effort

Les séances de réentraînement à l'effort seront effectuées sur ergocycle et l'intensité d'exercice sera contrôlée par un cardiofréquencemètre. L'intensité d'exercice sera fixée à 60 % de la puissance maximale aérobie (PMA) déterminée lors de l'épreuve d'effort, ce qui correspond à environ 70 % de la fréquence cardiaque maximale déterminée durant l'épreuve d'effort. Cette intensité a été choisie car la littérature montre qu'elle est relativement bien acceptée par les patients tout en permettant une progression significative [8]. Un échauffement de 5 minutes sera réalisé à 30 % de la puissance maximale aérobie (PMA). Puis la séance sera de 30 minutes à 60 % de PMA, puis augmentée progressivement pour atteindre 70 % de la PMA. La fréquence de pédalage sera fixée entre 40 et 80. Pour les centres n'ayant pas la possibilité de réaliser une épreuve d'effort, l'intensité de travail sera fixée à 70 % de la fréquence cardiaque maximale théorique.

Entraînement sur dynamomètre isocinétique

Toutes les séances de renforcement musculaire seront faites sous la supervision d'un kinésithérapeute sur un ergomètre isocinétique ou sur une chaise à quadriceps avec des contractions concentriques. Les patients seront assis sur le siège du dynamomètre, le genou sera à deux travers de doigts dans le vide, le dynamomètre sera aligné avec l'axe de rotation du genou et le module de maintien du segment jambier sera situé deux travers de doigts au-dessus de la malléole externe. Le sujet sera sanglé au niveau du buste par une double ceinture, la cuisse et le segment jambier seront sanglés et un contre appui sera présent au niveau du membre inférieur controlatéral. L'extension théorique complète de la jambe sur la cuisse définit le zéro absolu (0°). Le secteur articulaire de travail aura pour amplitude maximale 0 à 90° de flexion. Les patients présentant un flessum de genou ou un déficit d'extension active seront entraînés dans l'amplitude disponible, définie par rapport au zéro absolu. L'ensemble des exercices sera effectué en concentrique à une vitesse de 60 °/s. Cette vitesse a été choisie car elle est un bon compromis entre vitesse d'exécution et difficulté de l'exercice. Chaque séance débutera par un échauffement de 10 contractions sous-maximales durant lequel les patients effectueront des mouvements de flexion et d'extension du genou sous maximaux. Puis, les patients effectueront à chaque entraînement 6 séries de 6 répétitions en extension et en flexion du genou. Chaque série sera séparée d'une période de récupération de 2 mn. Pour chaque contraction, la consigne sera de produire "le plus de force possible" afin d'obtenir un couple maximal à chaque contraction. Les deux membres inférieurs seront entraînés l'un après l'autre afin d'éviter les changements de configuration de l'ergomètre trop fréquent.

Analyse statistique

L'analyse statistique sera effectuée au terme de la période de suivi sur l'ensemble des patients randomisés. Les patients seront décrits selon leur statut : éligibles, inclus, non-inclus (et raison éventuelle de l'exclusion), sortis, évalués, et ce par groupe d'inclusion et par centre (critères CONSORT). Les données seront décrites par bras de randomisation et par période, par les statistiques usuelles suivant la nature de la variable, variables qualitatives (effectifs, pourcentages avec leurs intervalles de confiance) ; variables quantitatives (minimum, maximum, médiane, moyenne, écart-type, et l'étendue interquartile). Le test du Chi2 sera utilisé pour comparer les distributions des variables qualitatives, tandis que l'analyse de variance sera utilisée pour comparer les distributions des variables quantitatives continues, les variables ordinales (ou pour lesquelles une normalité de distribution ne pourra être retenue) étant comparées par une méthode non paramétrique de Kruskal-Wallis. Le statut des patients : sélectionnés, randomisés, évalués en intention de traiter (ITT), perdus de vue ou sortis d'études, en déviation de protocole, sera décrit par centre et comparé par bras. Toutes les données manquantes ou non valides seront remplacées par les dernières données disponibles pour les paramètres correspondants et pour le patient.

L'amélioration à la fin du programme de rééducation de la distance de marche parcourue en 6 minutes est définie comme la différence entre la mesure obtenue à la visite post-rééducation (M1) et celle mesurée à la visite pré-rééducation (J0). Cette amélioration sera comparée dans les deux bras, dans un premier temps, par test de Student puis, dans le cadre d'une analyse de robustesse, elle sera modélisée par un modèle de régression linéaire en fonction du bras et ajustée sur la distance de marche parcourue en 6 minutes à J0.

Des modèles adaptés à l'analyse des données longitudinales prenant en compte les corrélations des mesures répétées chez un même sujet seront utilisés pour comparer l'évolution à M1, M3 et M6 par rapport à J0 dans les 2 bras des différents critères secondaires (vitesse de marche, équilibre debout, scores de fatigue et de qualité de vie ainsi que l'évolution de la distance de marche). Les modèles utilisés incluront comme facteurs explicatifs : le variable bras de randomisation (programme hospitalier vs libéral), le temps (J0, M1, M3 et M6), et l'interaction temps bras de randomisation. Si une interaction significative entre le bras et le temps était observée, des comparaisons selon le bras aux différents temps seront effectuées par des tests de Student. Dans tous les cas, le seuil de significativité sera de 5 % en formulation bilatérale.

S'agissant de l'étude d'efficacité, l'analyse principale sera faite en intention de traiter, c'est-à-dire sur tous les sujets randomisés selon la stratégie prescrite à la randomisation, indépendamment du programme effectivement suivi et des écarts au protocole. L'analyse de la tolérance sera effectuée, en per-protocole, sur tous les patients randomisés ayant suivi au moins une séance de rééducation dans le cadre du protocole.

DISCUSSION

Les risques d'un tel protocole sont liés à la tolérance d'une telle rééducation pour des patients qui souffrent d'une fatigabilité importante. Il leur sera bien entendu proposé une réduction du nombre de séances hebdomadaires de 4 à 3 ou en cas de mauvaise tolérance de sortir de l'étude. Si une supériorité de la prise en charge hospitalière est observée, il est important par ailleurs de savoir si ce bénéfice est uniquement immédiat ou perdure dans le temps. Nous poursuivons donc les évaluations jusqu'à 6 mois à la recherche d'un bénéfice prolongé. En effet, l'intérêt tant médical qu'économique de ce type de prise en charge rééducative n'existe probablement que si leur effet persiste dans le temps permettant avec un séjour annuel de garder un bénéfice durant la quasi-totalité de l'année avec un travail d'entretien. Cela permettrait de proposer des séjours annuels aux patients atteints de SEP. En cas d'efficacité de durée moindre, il paraît difficile de proposer des prises en charge répétées de ce type en raison de contraintes professionnelles, familiales auxquels sont soumis les patients qui ne permettent pas ce type de prise en charge au long cours. Ce n'est que dans le cas où les effets perdurent dans le temps que l'on pourra de façon réaliste proposer ce type de prises en charge aux patients atteints de SEP et tenter de les généraliser.

RÉFÉRENCES

[1] WILES CM, NEWCOMBE RG, FULLER KJ, SHAW S, FURNIVAL-DORAN J, PICKERSGILL TP, *et al.* Controlled randomised crossover trial of the effects of physiotherapy on mobility in chronic multiple sclerosis. *J Neurol Neurosurg Psychiatry 2001; 70: 174-9.*

[2] KESSELRING J, BEER S. Symptomatic therapy and neurorehabilitation in multiple sclerosis. *Lancet Neurol 2005; 4: 643-52.*

[3] DALGAS U, STENAGER E, JAKOBSEN J, PETERSEN T, HANSEN HJ, KNUDSEN C, *et al.* Resistance training improves muscle strength and functional capacity in multiple sclerosis. *Neurology 2009; 73: 1478-84.*

[4] PETAJAN JH, GAPPMAIER E, WHITE AT, SPENCER MK, MINO L, HICKS RW. Impact of aerobic training on fitness and quality of life in multiple sclerosis. *Ann Neurol 1996; 39: 432-41.*

[5] MOSTERT S, KESSELRING J. Effects of a short-term exercise training program on aerobic fitness, fatigue, health perception and activity level of subjects with multiple sclerosis. *Mult Scler 2002; 8: 161-8.*

[6] CARTER P, WHITE CM. The effect of general exercise training on effort of walking in patients with multiple sclerosis. The effect of general exercise training on effort of walking in patients with multiple sclerosis. *14th Int World Confed Phys Ther 2003; RRPL-1517.*

[7] DETTMERS C, SULZMANN M, RUCHAY-PLÖSSL A, GÜTLER R, VIETEN M. Endurance exercise improves walking distance in MS patients with fatigue. *Acta Neurol Scand 2009; 120: 251-7.*

[8] DALGAS U, INGEMANN-HANSEN T, STENAGER E. Physical Exercise and MS Recommendations. *Int MS J 2009; 16: 5-11.*

[9] KIDD D, THOMPSON AJ. Prospective study of neurorehabilitation in multiple sclerosis. *J Neurol Neurosurg Psychiatry 1997; 62: 423-4.*

[10] FREEMAN JA, LANGDON DW, HOBART JC, THOMPSON AJ. The impact of inpatient rehabilitation on progressive multiple sclerosis. *Ann Neurol 1997; 42: 236-44.*

[11] FREEMAN JA, LANGDON DW, HOBART JC, THOMPSON AJ. Inpatient rehabilitation in multiple sclerosis: do the benefits carry over into the community? *Neurology 1999; 52: 50-6.*

[12] PATTI F, CIANCIO MR, CACOPARDO M, REGGIO E, FIORILLA T, PALERMO F, *et al.* Effects of a short outpatient rehabilitation treatment on disability of multiple sclerosis patient :a randomised controlled trial. *J Neurol 2003; 250: 861-6.*

[13] SOLARI A, FILIPPINI G, GASCO P, COLLA L, SALMAGGI A, LA MANTIA L, *et al.* Physical rehabilitation has a positive effect on disability in multiple sclerosis patients. *Neurology 1999; 52: 57-62.*

[14] KHAN F, PALLANT JF, BRAND C, KILPATRICK TJ. Effectiveness of rehabilitation intervention in persons with multiple sclerosis: a randomised controlled trial. *J Neurol Neurosurg Psychiatry 2008; 79: 1230-5.*

[15] STROUD NM, MINAHAN CL. The impact of regular physical activity on fatigue, depression and quality of life in persons with multiple sclerosis. *Health Qual Life Outcomes 2009; 7: 68.*

[16] ROBINEAU S, NICOLAS B, GALLIEN P, PETRILLI S, DURUFLE A, EDAN G, *et al.* Eccentric isokinetic strengthening in hamstrings of patients with multiple sclerosis. *Ann Readapt Med Phys 2005; 48: 29-33.*

[17] DI FABIO RP, SODERBERG J, CHOI T, HANSEN CR, SCHAPIRO RT. Extended outpatient rehabilitation: its influence on symptom frequency, fatigue, and functional status for persons with progressive multiple sclerosis. *Arch Phys Med Rehabil 1998; 79: 141-6.*

[18] BOUTRON I, TUBACH F, GIRAUDEAU B, RAVAUD P. Methodological differences in clinical trials evaluating nonpharmacological and pharmacological treatments of hip and knee osteoarthritis. *JAMA 2003; 290: 1062-70.*

[19] BOUTRON I, TUBACH F, GIRAUDEAU B, RAVAUD P. Blinding was judged more difficult to achieve and maintain in nonpharmacologic than pharmacologic trials. *J Clin Epidemiol 2004; 57: 543-50.*

[20] BOUTRON I, MOHER D, TUGWELL P, GIRAUDEAU B, POIRAUDEAU S, NIZARD R, *et al.* A checklist to evaluate a report of a nonpharmacological trial (CLEAR NPT) was developed using consensus. *J Clin Epidemiol 2005; 58: 1233-40.*

[21] ALTMAN DG, SCHULZ KF, MOHER D, EGGER M, DAVIDOFF F, ELBOURNE D, *et al.* The revised CONSORT statement for reporting randomized trials: explanation and elaboration. *Ann Intern Med 2001; 134: 663-94.*

[22] BOUTRON I, MOHER D, ALTMAN DG, SCHULZ KF, RAVAUD P. Methods and processes of the CONSORT Group: example of an extension for trials assessing nonpharmacologic treatments. *Ann Intern Med 2008; 148: 60-6.*

[23] BOUTRON I, GUITTET L, ESTELLAT C, MOHER D, HRÓBJARTSSON A, RAVAUD P. Reporting methods of blinding in randomized trials assessing nonpharmacological treatments. *PLoS Med 2007; 4: 61.*

[24] GOLDMAN MD, MARRIE RA, COHEN JA. Evaluation of the six-minute walk in multiple sclerosis subjects and healthy controls. *Mult Scler 2008; 14: 383-90.*

[25] LEARMONTH YC, PAUL L, MCFADYEN AK, MATTISON P, MILLER L. Reliability and clinical significance of mobility and balance assessments in multiple sclerosis. *Int J Rehabil Res 2012; 35: 69-74.*

[26] PROSPERINI L, FORTUNA D, GIANNÌ C, LEONARDI L, POZZILLI C. The diagnostic accuracy of static posturography in predicting accidental falls in people with multiple sclerosis. *Neurorehabil Neural Repair 2013; 27: 45-52.*

[27] ROSSIER P, WADE DT. Validity and reliability comparison of 4 mobility measures in patients presenting with neurologic impairment. *Arch Phys Med Rehabil 2001; 82: 9-13.*

[28] CATTANEO D, REGOLA A, MEOTTI M. Validity of six balance disorders scales in persons with multiple sclerosis. *Disabil Rehabil 2006; 28: 789-95.*

[29] NILSAGARD Y, LUNDHOLM C, GUNNARSSON LG, DENISON E. Clinical relevance using timed walk tests and "timed up and go" testing in persons with Multiple Sclerosis. *Physiother Res Int 2007; 12: 105-14.*

[30] LEPLÈGE A, MESBAH M, MARQUIS P. Preliminary analysis of the psychometric properties of the French version of an international questionnaire measuring the quality of life: the MOS SF-36 (version 1.1). *Rev Epidemiol Sante Publique 1995; 43: 371-9.*

[31] VERNAY D, GERBAUD L, BIOLAY S, COSTE J, DEBOURSE J, AUFAUVRE D, *et al.* Quality of life and multiple sclerosis: validation of the french version of the self-questionnaire (SEP-59). *Rev Neurol 2000; 156: 247-63.*

[32] HOBART JC, LAMPING DL, FREEMAN JA, LANGDON DW, MCLELLAN DL, GREENWOOD RJ, *et al.* Evidence-based measurement: which disability scale for neurologic rehabilitation? *Neurology 2001; 57: 639-44.*

[33] CRAIG J, YOUNG CA, ENNIS M, BAKER G, BOGGILD M. A randomised controlled trial comparing rehabilitation against standard therapy in multiple sclerosis patients receiving intravenous steroid treatment. *J Neurol Neurosurg Psychiatry 2003; 74: 1225-30.*

[34] FREEMAN JA, HOBART JC, THOMPSON AJ. Does adding MS-specific items to a generic measure (the SF-36) improve measurement? *Neurology 2001; 57: 68-74.*

[35] ROMBERG A, VIRTANEN A, RUUTIAINEN J, AUNOLA S, KARPPI SL, VAARA M, *et al.* Effects of a 6-month exercise program on patients with multiple sclerosis: a randomized study. *Neurology 2004; 63: 2034-8.*

Organisation des programmes de rééducation en hospitalisation complète et en hospitalisation de jour pour les patients atteints de sclérose en plaques

C. Aymard

INTRODUCTION

Le rôle de la médecine physique et de réadaptation est de réduire les déficiences, les incapacités et de faciliter l'adaptation du patient à son environnement social et professionnel.

Bien qu'aucun programme de rééducation n'ait actuellement démontré sa supériorité pour les patients atteints de sclérose en plaques, un certain nombre d'études a mis en évidence que la rééducation chez ces patients apporte un effet bénéfique notamment sur la réduction des incapacités, sur l'augmentation des capacités aérobies, sur l'autonomie, la fatigue et la qualité de vie.

La difficulté à établir des programmes de rééducation codifiés est due à la multiplicité des tableaux cliniques et au caractère évolutif de la maladie.

La rééducation doit s'effectuer sur la base d'objectifs individualisés, de programmes variables, à adapter régulièrement au cours du temps en fonction de l'évolution. Les objectifs doivent être précis, clairs, compréhensibles et concertés.

Elle doit débuter le plus tôt possible chez des sujets jeunes le plus souvent en activité professionnelle.

FATIGUE

La fatigue est une particularité de la SEP qui est présente dans 90 % des cas, survenant le plus souvent dès le début de la maladie, affectant l'effort physique et intellectuel. Elle peut être aussi perçue au repos. Elle est décrite comme une sensation d'épuisement, une perte d'énergie physique ou mentale insurmontable entraînant une réduction de la motivation et un besoin de se reposer.

Il s'agit d'une fatigue centrale, primaire, imprévisible, fluctuante dans la journée. Lors de l'effort, elle apparaît soit comme une incapacité musculaire à maintenir une force demandée, soit comme une baisse des performances pendant des tests cognitifs. La sensation de fatigue est variable au cours de la maladie, survenant soit lors des poussées, soit étant présente de façon chronique. Elle perturbe souvent l'activité professionnelle ou les relations sociales, et est souvent négligée par l'entourage professionnel ou social. Apparaissant très tôt dans l'évolution de la sclérose en plaques, elle contribue largement, avec les incapacités et l'immobilité, à entraîner rapidement un déconditionnement à l'effort.

Elle est à distinguer des causes de fatigue secondaires au phénomène d'Uhthoff (60 %), aux troubles du sommeil (50 %), aux troubles de la marche (50 %), à la dépression et l'anxiété (40 %), aux douleurs (paresthésies, spasticité), aux troubles endocriniens (30 %) notamment thyroïdiens et à la prise de médicaments (20 %).

L'apprentissage de la gestion de la fatigue fait partie intégrante des programmes de rééducation. Elle repose sur l'apprentissage de l'identification par le patient du début de la fatigue en respectant des temps de rééducation inférieurs à l'apparition de la fatigue et en effectuant du réentraînement à l'effort.

OBJECTIFS DE LA RÉÉDUCATION

Ils sont à définir avec le patient après un bilan clinique bien conduit et doivent être établis en fonction de la demande et des motivations du patient. Le patient doit s'approprier sa prise en charge en rééducation pour en être pleinement acteur. Il est important de lui expliquer que la rééducation nécessite un investissement personnel et qu'elle prendra du temps, ce qui permettra de favoriser l'adhésion du patient au projet rééducatif.

Plusieurs éléments sont à prendre en considération pour la rééducation du patient :

- Il est nécessaire d'évaluer à la fois le handicap visible et le handicap invisible.
- Il n'y a pas de lien entre une poussée et l'exercice physique.
- Il faut tenir compte du phénomène d'Uhthoff qui correspond à la survenue d'une augmentation de la température corporelle déclenchée par l'exercice. Bien que non spécifique, sa survenue est fréquente dans la sclérose en plaques (60 % cas). Il est associé dans 27 % des cas à des phénomènes dysautonomiques (hypotension orthostatique le plus souvent). Les troubles de l'adaptation cardiaque et pulmonaire se retrouvent en particulier pour les EDSS élevés.
- Il est indispensable d'éliminer auparavant une épine irritative (lésion cutanée, trouble vésico-sphinctérien ou ano-rectal non traité...).
- Il faut évaluer l'existence d'effets iatrogènes du traitement médical en cours, immuno-modulateur ou immuno-suppresseur de la SEP.

PROGRAMMES DE RÉÉDUCATION PROPOSÉS EN HOSPITALISATION DE JOUR OU EN HOSPITALISATION CONVENTIONNELLE

Avant de proposer au patient une hospitalisation de jour ou une hospitalisation conventionnelle au patient atteint de sclérose en plaques, il est important de raisonner en fonction du score EDSS afin de ne pas désinsérer le patient de son milieu habituel, social, familial ou professionnel.

Pour les patients qui déambulent normalement, sans aide technique, ayant un score EDSS entre 4 et 4.5, il est proposé, la plupart du temps, des séjours en hospitalisation de jour, 3 à 4 demi-journées par semaine, d'autant qu'ils sont en activité professionnelle, et dans la mesure où ces patients ne résident pas trop loin du centre.

Les patients dont le score EDSS est 5 (périmètre de marche sans aide technique inférieur à 200 m) ou 5.5 (périmètre de marche sans aide technique inférieur à 100 m) se voient proposer soit un séjour dans le cadre d'une hospitalisation de jour, soit une hospitalisation complète.

Enfin, pour les patients ayant un score EDSS entre 6 et 7 dont la déambulation est difficile nécessitant une aide technique, une hospitalisation complète de 3 à 4 semaines est proposée, renouvelée chaque année si le patient adhère à son traitement rééducatif.

La composition des programmes de rééducation ne diffère pas qu'il s'agisse d'une hospitalisation de jour ou d'une hospitalisation complète mais est variable en fonction du tableau clinique du patient. L'hospitalisation complète permet au patient d'observer des temps de repos entre les différentes prises en charges dans la journée et de s'affranchir des temps de transport du domicile au centre.

Le patient peut ainsi se consacrer entièrement aux temps de rééducation. Par ailleurs, une rééducation à l'autonomie en chambre est aussi effectuée par le personnel soignant qui joue ainsi un rôle important dans le processus de rééducation.

Les processus de rééducation vont intervenir à la fois sur le handicap visible mais aussi sur le handicap invisible (troubles cognitifs, syndrome anxio-dépressif, troubles neuro-psychiatriques).

Les patients bénéficient à la fois d'une prise en charge individuelle et d'une prise en charge en groupe.

LES PRISES EN CHARGE INDIVIDUELLES

Elles s'effectuent en kinésithérapie, activité physique adaptée, ergothérapie, orthophonie et neuropsychologie. Un soutien psychologique est proposé si le patient le souhaite.

La rééducation locomotrice fait intervenir toutes les méthodes de neurofacilitation telles que Bobath, Brunnström, la rééducation proprioceptive ainsi que le travail orienté vers la tâche (travail en double tache, réentraînement moteur). Les étirements des muscles spastiques sont effectués associés au renforcement des muscles antagonistes à la spasticité ainsi que des muscles spastiques.

Le renforcement moteur et le réentraînement à l'effort sont efficaces à court et à moyen terme pour des EDSS < à 6.5 avec un effet bénéfique sur la force musculaire, l'endurance, la qualité de vie, la fatigue, l'humeur et l'anxiété. Les patients ayant un EDSS > à 6.5 sont aussi pris en charge par les éducateurs APA afin de renforcer les membres supérieurs et le tronc. Le but est de renforcer la masse musculaire, favoriser l'équilibre, la proprioception et la coordination, effectuer un travail d'endurance, apprendre à gérer la fatigue, améliorer les fonctions cardiaque et pulmonaire, apprendre à manipuler le fauteuil roulant pour les patients non ou peu déambulants et favoriser l'intégration sociale.

Le renforcement musculaire vise à améliorer la souplesse, la motricité et les capacités fonctionnelles. Le réentraînement à l'effort permet de faciliter la gestion de la fatigue et d'améliorer par ce biais la qualité de vie. Les activités proposées sont la musculation du membre supérieur et inférieur, le rameur (cardio-training, renforcement du tronc, coordination), la boxe (travail des appuis, de l'équilibre, double tâche) (fig. 1), le handbike (endurance des membres supérieurs), le tricycle (endurance des membres inférieurs), jeux de ballon et de raquette (déplacements latéraux, équilibre, coordination), la sarbacane. Toutes ces activités permettent de renforcer les muscles dorsaux et les muscles abdominaux et d'effectuer un travail du souffle. Le renforcement musculaire analytique peut être aussi pratiqué sur dynamomètre isocinétique.

L'ergothérapie intervient pour la rééducation du membre supérieur car les patients atteints de SEP présentent souvent une diminution de la force de préhension, une diminution de l'habileté et des troubles de la coordination. Elle prend en charge également les troubles cognitifs par une approche centrée sur la tâche ou fonctionnelle. Enfin, elle intervient

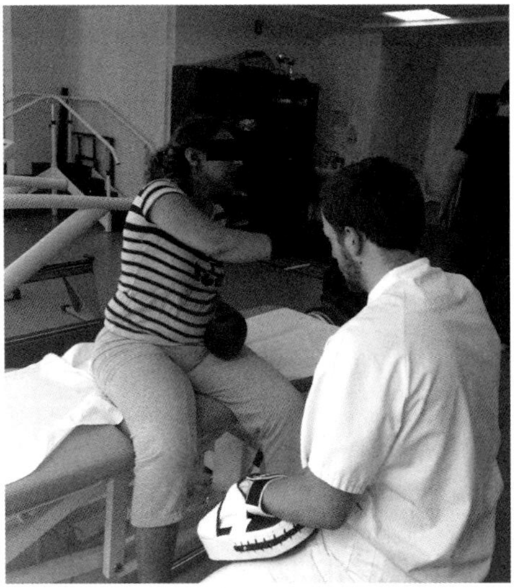

Fig. 1 : Boxe

dans l'aide à l'autonomie, dans les actes de la vie quotidienne et la déambulation, dans la proposition d'aides techniques, dans la détermination de l'aide à la déambulation de la canne simple au fauteuil roulant électrique et au scooter. En phase de réadaptation, des visites au domicile sont effectuées par les ergothérapeutes afin de proposer des aménagements intérieurs ou pour l'accès au domicile si nécessaire.

Un bilan neuropsychologique est effectué lorsqu'il y a une plainte cognitive ou des troubles cognitifs avérés. Les troubles cognitifs sont présents selon les séries dans 40 à 65 % des cas, le ralentissement de traitement de l'information étant le signe le plus précoce. Les fonctions attentionnelles, attention focalisée, attention divisée, sont perturbées précocement. Les troubles de la mémoire touchent principalement la mémoire explicite, sémantique, épisodique et la mémoire de travail. Des troubles des fonctions exécutives comme l'organisation, la flexibilité mentale et la planification doivent être détectés.

La rééducation des troubles cognitifs est effectuée par les orthophonistes, qui prennent en charge aussi les troubles de la déglutition et des troubles de l'articulation (dysarthrie cérébelleuse).

Le syndrome cérébelleux évolué représente un frein aux techniques de rééducation classiques et nécessite souvent la mise en place d'un lestage du déambulateur et des membres supérieurs.

LES PRISES EN CHARGE EN GROUPE

Elles peuvent être effectuées dans le cadre de plusieurs ateliers qui sont ciblés en fonction du degré de sévérité de l'atteinte. Selon le type d'atelier, il s'effectue avec un nombre déterminé de personnes. Ils sont constitués d'un "concentré" des activités proposées en séance individuelle et font le plus souvent intervenir plusieurs rééducateurs de disciplines différentes afin de réaliser un travail rééducatif transdisciplinaire, de créer une émulation au sein du groupe, et constituent un facteur d'intégration sociale.

1) ***Atelier polyvalent*** (6 patients) : Il s'adresse aux patients ne nécessitant qu'une supervision et permet d'effectuer dans une même séance à la fois du renforcement musculaire, de l'adaptation à la vie quotidienne (parcours de marche en terrain instable, escaliers, relever du sol) et du réentraînement à l'effort sur motomed, vélo, tapis de marche. Il se fait en présence de deux kinésithérapeutes.

2) ***Atelier équilibre*** (6 patients) : Il se fait en présence d'un ergothérapeute et d'un kinésithérapeute et consiste à effectuer un travail sur la posture, les retournements, les transferts, l'équilibre assis et debout.

3) ***Atelier Huber (plateforme à oscillations) pour l'équilibre dynamique*** (2 patients) en présence d'un kinésithérapeute, il sert à effectuer un travail de renforcement musculaire, de l'équilibre, de la coordination et de la proprioception.

4) ***Groupe membre supérieur*** (8 patients) assuré par un kinésithérapeute et un ergothérapeute dans lequel sont effectués la stimulation du membre supérieur déficitaire et son autonomisation, de l'auto-rééducation et du renforcement musculaire.

5) ***Atelier répétition du geste du membre supérieur*** (8 patients) animé par deux kinésithérapeutes qui consiste à effectuer une répétition d'un geste à visée fonctionnelle, avec des exercices intensifs nécessitant une motricité correcte.

6) ***Atelier répétition du geste pour le membre inférieur*** (4-6 patients) animé par deux kinésithérapeutes qui consiste également à effectuer la répétition d'un geste à visée fonctionnelle avec des exercices intensifs nécessitant une motricité de bonne qualité.

7) ***Atelier répétition du geste pour les séquences de redressement*** (4 patients) animé par deux kinésithérapeutes dans lequel un travail de relever du sol est effectué principalement.

8) ***Atelier auto-rééducation*** (6 patients) animé par un éducateur APA qui se déroule sur 2 semaines. Au cours de la première semaine, un diaporama est présenté et expliqué puis des exercices d'auto-rééducation sont pratiqués au cours de la deuxième semaine (fig. 2).

9) ***Atelier sarbacane*** (3-4 patients) s'adresse à des patients soit debout soit en fauteuil roulant afin de travailler le souffle, les muscles respiratoires, les membres supérieurs, l'équilibre, la coordination et la concentration.

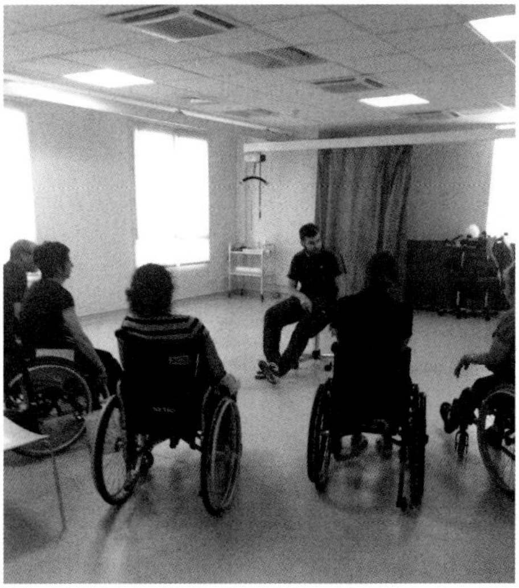

Fig. 2 : Groupe auto-rééducation

10) ***Atelier stimulation cognitive*** (8 patients) animé par un orthophoniste et un ergothérapeute, il s'adresse aux patients présentant des troubles attentionnels, mnésiques, exécutifs et neurovisuels et consiste à réaliser une prise en charge cognitive dans un milieu bruyant afin de faire un travail sur l'attention, de mettre l'accent sur la communication et les interactions de groupe, ce qui permet une prise de conscience des troubles cognitifs en développant les capacités d'autoévaluation, et une socialisation.

11) ***Le groupe "Mise en situation extérieure"*** avec 5 patients animés par un ergothérapeute, un kinésithérapeute et un orthophoniste.

12) ***Atelier cuisine avec 4 patients*** et un ergothérapeute permettant la rééducation de troubles exécutifs, de la planification et de l'attention (fig. 3).

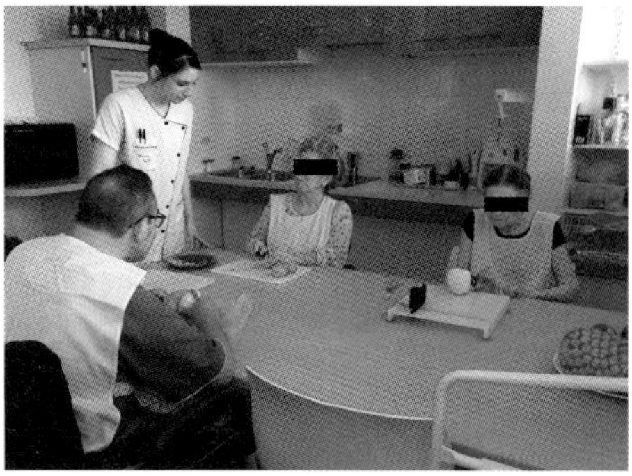

Fig. 3 : Cuisine

13) ***Groupes relaxation et Wii*** avec chacun au maximum 3 patients, animés par un kinésithérapeute.

14) ***Atelier Lokomat*** (aide robotisée à la marche avec allégement du poids du corps) qui permet de garder un schéma de marche (fig. 4).

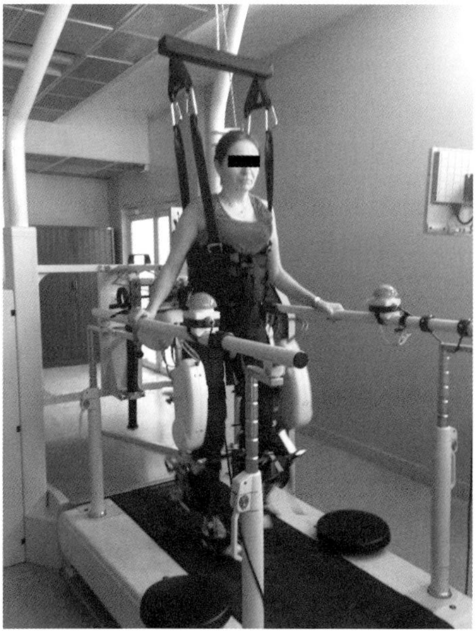

Fig. 4 : Lokomat

15) ***Atelier Isocinétisme*** qui permet un travail de renforcement analytique du membre inférieur le plus souvent et de lutter contre la spasticité.

16) ***Atelier détente en balnéothérapie*** avec 2 patients et un orthophoniste afin de travailler le souffle (fig. 5)

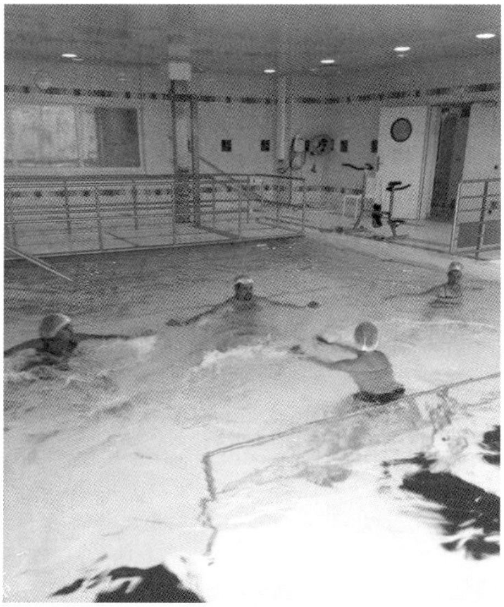

Fig. 5 : Balnéothérapie

LA RÉÉDUCATION RESPIRATOIRE

Elle doit débuter tôt. Il existe une altération des muscles respiratoires pour des EDSS > 4. On préconise 30 mn de travail en aérobie parfois associé à du renforcement musculaire.

TECHNIQUES SPÉCIFIQUES

Elles peuvent être proposées aux patients atteints de SEP en raison de leur thermosensibilité :

- Bains froids entre 18 et 25 ° de 20 à 30 mn ou à défaut douches froides avant ou après les séances de rééducation, ingestion de glace pilée.
- Cryothérapie à visée anti-spastique.
- Veste réfrigérée.

AUTORÉÉDUCATION

- Les exercices d'autorééducation motrice sont proposés au cours de l'hospitalisation. Les séries rapportent des protocoles d'autorééducation au domicile variant entre 1 et 6 heures par jour avec une bonne efficacité. Il faut tenir compte de l'adhésion possible du patient à ces programmes contraignants à déterminer de façon concertée avec lui.

- Au cours de l'hospitalisation, les troubles vésico-sphinctériens sont évalués par la réalisation systématique de calendriers mictionnels, et si besoin d'un bilan uro-dynamique. L'autorééducation peut être nécessaire aussi dans l'apprentissage éventuel aux autosondages effectué par une IDE.

- De même les troubles anorectaux à type de dyschésie et constipation chronique sont évalués. Un système d'irrigation transanale peut être proposé nécessitant l'apprentissage de leur utilisation en milieu hospitalier.

CONCLUSION

La prise en charge multidisciplinaire est essentielle dans la prise en charge rééducative du patient atteint de SEP en hospitalisation de jour ou en hospitalisation complète. Elle s'accompagne d'un décloisonnement des espaces de rééducation et d'un travail en équipe parfois transdisciplinaire. Le renforcement musculaire et le réentraînement à l'effort ont montré leur efficacité ainsi que les techniques neuro-facilitatrices.

La question de la durée d'efficacité dans le temps des séjours de rééducation sur la réduction des incapacités, les capacités aérobies, la fatigue et la qualité de vie reste à éclaircir. Doit-on proposer un seul séjour par an ou devrait-on le renouveler tous les 6 mois ? Peut-on recourir systématiquement à un relai en auto-rééducation au domicile avec supervision par un kinésithérapeute tous les 15 jours ?

La SEP est une maladie évolutive et il est impératif d'évaluer au moins annuellement le patient en consultation de pré-admission, s'il ne présente pas de spasticité, de troubles vésico-sphinctériens ou anorectaux à surveiller plus fréquemment, afin de refixer de façon concertée et claire des objectifs précis et les programmes de rééducation.

L'activité physique dans la sclérose en plaques. Place du kinésithérapeute

H. Cullin, A.-F. Guillemain, G. Ficheux, T. Cruble, B. Chevrier, V. Griselle, D. Lambert, A. Griffon, I. Hernandez

INTRODUCTION

La Sclérose en Plaques (SEP) est une pathologie inflammatoire, démyélinisante du système nerveux central (SNC). C'est la maladie neurologique la plus fréquente de l'adulte jeune et plus particulièrement de la femme (2 femmes pour 1 homme). Elle touche 100 à 150 personnes pour 100 000 habitants en France. Le handicap qui en résulte est variable suivant la localisation des lésions, le sexe, l'âge de début, le nombre de poussées durant la première année et le type d'évolution de la maladie.

Depuis une vingtaine d'années de nombreuses études ont démontré les effets positifs de l'activité physique chez les patients SEP. Cependant cette population, du fait d'idées reçues, reste méfiante par rapport à l'activité physique.

Le masseur kinésithérapeute a donc un rôle essentiel dans la gestion du maintien de l'activité physique du patient SEP.

Parmi les idées reçues décrites par les patients :

"Avec ma SEP, je finirai forcément en fauteuil roulant", alors que, d'après Heinzlef, 80 % des patients après 30 ans d'évolution sont ambulatoires [1].

"La balnéothérapie aggrave ma SEP", ce qui est faux sur l'évolution de la maladie, mais peut néanmoins accentuer certains symptômes de façon transitoire.

"Avec ma SEP, je ne dois pas faire ni efforts physiques ni sports", alors que vivre le plus normalement possible fait partie intégrante de la lutte contre l'évolution de la SEP.

ACTIVITÉ PHYSIQUE ET SEP

Elle comprend les activités domestiques, professionnelles, de loisir ainsi que la pratique sportive. Selon l'OMS, le sport est donc un "sous-ensemble de l'activité physique, spécialisé et organisé" [i1]. Dans la SEP, on peut y intégrer les activités liées à l'hygiène (toilette et habillage), les transferts et d'une façon générale tous les mouvements effectués dans la vie quotidienne.

L'activité physique se définit par sa durée, sa fréquence, son intensité et le contexte dans lequel elle est pratiquée.

Classiquement pour un adulte moyen, le *Plan National Nutrition Santé* (PNNS) recommande d'effectuer l'équivalent de 30 minutes de marche rapide par jour.

Les patients SEP sont moins actifs que la population normale mais aussi moins actifs que les patients hémiplégiques ou atteints de BPCO.

Dans leur étude, Kerdoncuff *et coll.* [2] montrent que sur 45 patients SEP, 30 ne font pas d'activité physique, dont 15 à cause de la maladie. L'arrêt de l'activité sportive arrive précocement dans l'évolution du handicap, en moyenne avec un EDSS à 2,2.

FACTEURS FAVORISANT ET LIMITANT L'ACTIVITÉ PHYSIQUE

- *Les facteurs favorisant* sont, entre autres, un environnement familial stimulant, un suivi médical régulier, informatif et éducatif, le travail en groupe, les réseaux et les associations.
- *Les facteurs limitant* sont la douleur, la fatigue, la dépression, les troubles cognitifs, urinaires, les déficiences, le contexte familial, le surpoids éventuel, l'isolement social ou encore les idées reçues et toute aggravation de l'état clinique.

REVUE DE LA LITTÉRATURE SUR LES EFFETS DE L'ACTIVITÉ PHYSIQUE DANS LA SEP

L'approche actuelle basée sur des études scientifiques montre que l'activité physique améliore la V02 max, les paramètres de marche, la mobilité et donc la qualité de vie des patients.

Les effets de l'activité physique et plus particulièrement du réentrainement à l'effort (RAE) chez les patients SEP montrent, dans les études, l'absence d'effets délétères et les bénéfices pour ces patients.

- Kent-Braun *et coll.* [3] en *1994* ont mis en évidence, chez les patients porteurs de SEP, des anomalies métaboliques similaires à celles observées par la non-utilisation musculaire, évoquant un déconditionnement consécutif au handicap.
- En *1996*, Petajan *et coll.* [4] ont montré qu'en pratiquant un RAE en aérobie sur ergomètre mixte (bras et jambes) 3 fois par semaine à raison de 30 minutes, à 60 % de $V02_{max}$ pendant 15 semaines, il n'y avait pas d'aggravation du handicap.
- En *1997*, Ponichtera *et coll.* [5] ont montré que l'activité physique permettait de réduire en partie le déconditionnement à l'effort.
- En *2004*, White *et coll.* [6] ont montré l'intérêt d'un programme de renforcement musculaire avec une bonne tolérance et une augmentation des capacités fonctionnelles. Les effets sur la fatigue restent peu mesurables.
- En *2005 et 2006*, Thompson [7] puis Heesen [8] ont montré que l'activité physique n'était pas délétère sur le processus inflammatoire ou dégénératif mais au contraire qu'elle avait un effet positif sur la fatigue, la mobilité et la qualité de vie.
- En *2009*, Dettmers [9] retrouve des effets positifs du RAE sur la $V02_{max}$ à condition que la fréquence et durée soient suffisantes (3 séances/semaine au moins sur 4 semaines) sur le périmètre de marche pour les EDSS < 4.5 et sur la qualité de vie. Par contre, les effets sur la fatigue ne sont pas toujours retrouvés.

Selon la littérature, le RAE a donc des effets positifs. Toutefois, les patients SEP peuvent présenter des facteurs de mauvaise adaptation à l'effort. La connaissance de la physiopathologie nous aide à adapter l'activité physique proposée.

PHYSIOPATHOLOGIE DE LA SEP EN REGARD DE L'ACTIVITÉ PHYSIQUE

La SEP se caractérise par une atteinte neurologique multifocale touchant les voies de conduction et/ou les centres moteurs et sensitifs encéphaliques et médullaires ainsi que le système nerveux autonome (SNA) [10].

LES DYSAUTONOMIES NEUROVÉGÉTATIVES ET TROUBLES DE L'ADAPTATION CARDIOVASCULAIRES

La régulation automatique de différents organes peut être modifiée. Les atteintes peuvent être cardiovasculaires (dont l'hypotension orthostatique), digestives, urogénitales, cutanées ou encore ophtalmiques.

Peu d'anomalies sont retrouvées au niveau de la fréquence cardiaque et de la tension artérielle au repos. Par contre, l'adaptation de la tension à l'effort est perturbée dans 50 % des cas, sur un exercice de contraction musculaire isométrique dans une population dont l'EDSS moyen était de 4 [11].

D'après Ponichtera-Mulcare [12], les troubles de l'adaptation cardiovasculaire entraînent une diminution de la capacité aérobie, ce facteur pouvant être dû à la faiblesse musculaire associée ou non à la fatigue.

L'ALTÉRATION DE LA FONCTION NEUROMUSCULAIRE

La faiblesse musculaire est un facteur qui altère l'adaptation à l'effort, même à un niveau d'EDSS faible [13]. En effet, le muscle lui-même est déconditionné et subit globalement une atrophie des fibres musculaires plus marquée sur les fibres de type II [3]. La physiopathologie de la SEP met en évidence également une altération du système neuromusculaire qui majore le déconditionnement musculaire. Pour les patients vieillissants, la sarcopénie accentue ce processus.

L'ALTÉRATION DE LA FONCTION RESPIRATOIRE

Au niveau pulmonaire, on retrouve fréquemment une perturbation de la commande des muscles respiratoires. Gallien, en 2007, confirme les anomalies de l'adaptation cardiovasculaire mais également l'atteinte de la fonction respiratoire qui perturbent l'activité physique [14].

L'INFLUENCE DE LA TEMPÉRATURE

La population SEP est sensible à la variation de la température corporelle. L'activité physique est un élément qui peut la faire varier.

Shauf *et coll.* [15] ont montré que la vitesse de conduction nerveuse augmente avec la température jusqu'à un point critique où apparaît un bloc de conduction, celui-ci apparaissant plus précocement sur les fibres démyélinisées.

Comme l'a montré l'étude de Petrilli [16], la thermosensibilité est très variable d'un individu à l'autre. En effet sur 191 patients :

- 147 patients (77 %) étaient thermosensibles,
- 10 % améliorés par le chaud, 43 % par le froid,
- 54 % aggravés par le chaud, 10 % par le froid.

LA FATIGUE

La fatigue est un des symptômes les plus fréquemment mentionnés par les patients et leur entourage. Sa physiopathologie n'est pas connue et sa sévérité n'est pas corrélée avec les indicateurs de déficience et d'activité de la maladie. Cette fatigue touche de 70 à 90 % des patients SEP avec un impact sur la qualité de vie important dans 14 à 40 % des cas [17, 18].

Elle apparaît très précocement dans l'évolution de la maladie. Elle a une composante physique mais aussi mentale (psychique et cognitive).

Elle peut s'exprimer de façon aiguë (moins de six semaines) ou chronique (présente plus de 50 % du temps, au-delà de six semaines).

Elle est dans un premier temps primaire d'origine multifactorielle, liée aux lésions du SNC, aux phénomènes immunitaires et aux perturbations endocriniennes pouvant être en lien avec une atteinte du système nerveux autonome. Elle peut cependant être secondaire à d'autres facteurs :

- *des troubles du sommeil :* syndrome d'apnée du sommeil d'origine centrale et/ou périphérique, douleurs, spasticité, syndrome des jambes sans repos, nycturie.
- *des troubles psychologiques* et psychiatriques : dépression, anxiété, stress...
- *des douleurs aiguës ou chroniques*
- *des infections*
- *des comorbidités :* anémie, dysthyroïdie, cancers...
- *des traitements médicamenteux :* Baclofène®, anxiolytiques, antalgiques, immunomodulateurs, ...
- *un déconditionnement à l'effort*

BILAN EN VUE DE L'ÉLABORATION D'UN PROGRAMME D'ACTIVITÉ PHYSIQUE EN CENTRE DE RÉÉDUCATION

Dans notre pratique, nous attachons une particulière importance au bilan de la douleur, de la fatigue, de la fonction respiratoire afin de dépister les troubles associés pouvant interférer dans l'activité physique du patient SEP.

EVALUATION DE LA FATIGUE

En kinésithérapie, le moyen d'évaluation le plus simple est l'EVA.

Il existe d'autres échelles validées spécifiques de la fatigue :

- La FSS : Fatigue Severity Scale,
- La FIS : Fatigue Impact Scale,
- The Fatigue Scale,
- La MFIS : Modified Fatigue Impact Scale.

EVALUATION DE LA DOULEUR

On estime que les douleurs, d'origine neuropathique ou nociceptive, concernent de 50 à 86 % des patients [19], avec un retentissement indéniable sur l'activité physique. Celles-ci sont évaluées sur des échelles classiques (DNA, ENS...).

EVALUATION DE LA FONCTION RESPIRATOIRE

Il existe fréquemment une atteinte des muscles respiratoires, surtout expiratoires, souvent sous-estimée, et ce, même en début de maladie [20].

Nous surveillons la fréquence respiratoire et l'apparition d'une dyspnée au cours de l'activité physique, et si besoin nous préconisons la réalisation d'une Exploration Fonctionnelle Respiratoire.

De manière simple, cette dyspnée peut être évaluée par l'échelle de l'OMS et nous interrompons l'exercice à partir de 2/4, correspondant à la possibilité qu'a le patient de parler pendant l'activité.

EVALUATION DES TROUBLES ASSOCIÉS

Les troubles urinaires, cognitifs, psychiques ou psychiatriques, de la déglutition ou visuels sont à prendre en considération. En effet, leur fréquence et conséquences sont sous-évaluées, amenant le patient à diminuer voire arrêter ses activités alors que des solutions peuvent être proposées.

Ces troubles sont à connaître pour accompagner au mieux le patient dans ses activités.

EVALUATION DES VARIATIONS DE LA TENSION ARTÉRIELLE

Dans notre expérience, avant d'entreprendre une rééducation de type RAE, nous pratiquons de manière systématique la recherche d'une hypotension orthostatique.

La prise de tension se fait en position allongée puis debout, trois minutes après le lever. La pression artérielle ne doit pas descendre de plus de 20 mmHg sur la systole et/ou de 10 mmHg sur la diastole, sans tachycardie compensatrice [10].

EVALUATION DE LA QUALITÉ DE VIE

La qualité de vie des patients SEP peut être altérée dès l'annonce du diagnostic. Elle est diminuée de 30 à 40 % par rapport à celle de la population générale. Ce retentissement est accentué dès lors que le patient présente des symptômes physiques, cognitifs et psychiques [21, 22].

L'échelle validée en français la plus utilisée est la SEP-59. C'est un auto-questionnaire de 59 items permettant d'apprécier le ressenti du patient quant à son état de santé et à son retentissement sur sa vie quotidienne.

EVALUATION DES ACTIVITÉS DU PATIENT

Il nous est apparu important d'évaluer de façon pluridisciplinaire l'activité physique d'un patient sur une journée pour mieux appréhender le coût énergétique global et détailler celui de chaque activité.

Pour cette évaluation, nous nous sommes inspirés d'un travail canadien [i2] qui propose de réaliser un "Journal des activités quotidiennes". Celui-ci est initié quel que soit le type de prise en charge (hospitalisation complète ou de jour, soins externes) et poursuivi par le patient. Ce journal permet d'évaluer la durée et la qualité des nuits, de détailler les activités réalisées sur toute une journée. Le patient décrit l'activité accompagnée de commentaires (température ambiante, évolution de ses troubles pendant la journée). Cette mesure d'activité [23] est l'élément de base de la notion de conservation d'énergie (CE) qui vise à diminuer la fatigue chez les patients atteints de maladies chroniques.

Cette mesure d'activités sur une journée permet au patient :

- de hiérarchiser ses activités en fonction de ses préférences,
- d'apprendre à évaluer le coût de son activité quotidienne,
- de mettre en place des aides humaines en cas d'activité trop coûteuse en énergie et peu gratifiante,
- de prendre conscience de la nécessité des temps de repos.

De plus, il semble que les patients y trouvent une source de soutien et de motivation.

Nous utilisons ce journal en ajoutant la mesure de la tension artérielle, de la fréquence cardiaque et de la saturation en oxygène [24].

En effet, la tension artérielle (TA) doit être surveillée. Les anomalies sont rares (14.8 %) pour les EDSS faibles [25] mais plus fréquentes (50 % des cas) quand l'EDSS est supérieur ou égal à 4 [26].

La fréquence cardiaque (FC) permet d'estimer l'intensité de l'exercice et l'adaptation cardiaque à l'effort.

La mesure de la saturation en oxygène, selon la courbe de Barcroft [27] fera interrompre l'activité physique en dessous de 94 %.

Cette mesure d'activités sur une journée permet aux thérapeutes :

- *d'évaluer* l'adaptation à l'effort des patients (variation ou non de la FC en présence ou non de dysautonomie),
- *de quantifier* le temps d'activité en dissociant l'activité quotidienne de l'activité physique,
- *d'évaluer* l'intensité et le coût énergétique de chaque activité afin de réajuster les programmes de rééducation,
- *de vérifier* l'utilisation des aides techniques de déplacement.

L'ensemble de cette évaluation nous permet de faire un diagnostic éducatif sur les connaissances, les croyances du patient et de formaliser un projet thérapeutique adapté. Le professionnel de santé est un interlocuteur de choix qui va permettre aux patients de s'approprier de nouvelles compétences leur permettant de mieux gérer leur maladie [28].

PROPOSITION D'UN PROGRAMME DE RÉÉDUCATION POUR DÉVELOPPER L'ACTIVITÉ PHYSIQUE

Il concerne préférentiellement les patients dont l'EDSS est inférieur à 6,5. Au-delà de 7, l'activité physique sera plus limitée avec un choix d'exercices plus restreint, mais ce programme reste indispensable.

Le patient SEP peut avoir des difficultés à entreprendre et à maintenir une activité physique, d'autant plus qu'une aggravation des symptômes est possible lors des premières séances indépendamment de toute poussée. Le kinésithérapeute guide, dose et réévalue ce programme de rééducation qui associe réentrainement à l'effort et renforcement musculaire sans omettre la prise en charge classique associant travail d'étirements, d'équilibre, de gestion des douleurs et de la fatigue en séances individuelles ou collectives (et notamment dans des groupes de relaxation ou d'hypnose).

Gallien, [i3] dans sa revue de la littérature, montre que, pour être efficace, ce programme doit durer un minimum de quatre semaines.

LE RÉENTRAINEMENT À L'EFFORT

Le RAE se fait en modes aérobie et anaérobie. Le travail aérobie a pour but de diminuer le coût énergétique à l'effort en optimisant l'efficacité de la pompe cardiaque et est utilisé en rééducation neurologique. Nous nous basons sur une fréquence cardiaque de travail (FcT) située entre 65 et 75 % de la fréquence cardiaque maximum selon la formule de Karvonen, correspondant au niveau du seuil aérobie, variable d'un individu à l'autre. Cette formule tient compte de la fréquence cardiaque maximale théorique (220-âge) et de la fréquence cardiaque de repos.

$$FcT = (Fc_{max}\ th - Fc\ repos) \times \%\ travail + Fc\ repos$$

Le travail est effectué sur tapis de marche ou cycloergomètre (pour membres inférieurs ou supérieurs). Il peut être effectué sur un mode continu ou en interval training.

Le mode continu s'adressera aux patients SEP les moins déconditionnés ou ayant un EDSS bas. Des temps d'échauffement et de retour au calme doivent être respectés. Le temps de travail sera dans un premier temps inférieur aux possibilités du patient pour augmenter dans la progression de l'exercice.

Pour les patients déconditionnés, le travail continu est difficile. Il peut être remplacé par un travail intermittent avec un temps de repos au moins double du temps de travail, afin de favoriser le temps de travail global (ex : deux minutes d'exercice à une puissance de 30 W puis une minute à 50 W...). Ce travail est plus confortable pour le patient. Dans la progression on diminuera le temps d'activité à plus faible puissance.

Les patients présentant des anomalies d'adaptation cardiaque à l'effort se verront proposer un renforcement musculaire périphérique sur le mode aérobie avec une charge de travail de 60 % environ de la RM. Ce travail permet d'améliorer la capacité oxydative musculaire [27].

LE RENFORCEMENT MUSCULAIRE

Le renforcement musculaire est analytique et global en mode statique, dynamique, concentrique et excentrique. Il cible les muscles touchés par la pathologie mais aussi les muscles sains qui peuvent être déconditionnés. La charge sera adaptée en fonction du patient, de l'atteinte motrice et du niveau de la cotation musculaire (tableau 1).

Nous proposons ce programme, modulable en fonction des réactions du patient, 2 à 3 fois par semaine. Pour les patients déconditionnés musculairement, les muscles posturaux seront préférentiellement ciblés car en majorité touchés par la sédentarité.

Chez les patients SEP la perte de force sur les ischio-jambiers est précoce. Des programmes de renforcement excentrique de ces muscles sur dynamomètre isocinétique améliorent la vitesse de marche et la stabilité du genou [29].

NOTRE PRATIQUE À LA CHÂTAIGNERAIE

Au centre, les différents types d'activités proposés sont :

- La course est une activité sportive. Elle peut se faire en loisir. La compétition est déconseillée sollicitant de manière extrême les capacités du patient. En rééducation, la course peut être relancée et maintenue à type d'entretien.
- La marche est une activité que les patients souhaitent maintenir le plus longtemps possible. Pour travailler la vitesse de marche, nous utilisons le tapis roulant (marche à plat, en descente, en montée), la marche tractée et la marche résistée. En fonction du handicap, le kinésithérapeute adaptera les aides techniques habituelles ou la marche en suspension.
- Les escaliers constituent une activité physique de la vie courante. Nous conseillons aux patients peu touchés (EDSS de 0 à 3.5) de continuer à les utiliser préférentiellement à type d'entretien. Pour les patients dont l'EDSS est compris entre 3.5 à 6.5, les escaliers sont utilisés à visée rééducative pour relancer et entretenir plus particulièrement les fléchisseurs de hanche et de genou souvent sous-utilisés à ce stade [20].

Tableau 1

Cotation musculaire	Charge/répétitions	Posologie
Muscle supérieur à 3	Charge entre 80% et 90% de la RM 5 à 10 répétitions 3 à 5 séries	Temps de repos long entre 2 séries (au minimum 3 minutes)
Muscle inférieur à 3	Charge entre 60 et 65% de la RM 15 à 20 répétitions 3 à 5 séries	Temps de repos = 2 fois le temps de travail

- Le cyclo-ergomètre, tout comme le vélo elliptique, le wave (pas de patineur), le stepper ou le cyclo-ergomètre à bras sont des outils très motivants car ils permettent d'objectiver un certain nombre de paramètres tels que la puissance, la vitesse, la distance. Ces critères nous permettent d'adapter très précisément le niveau d'intensité des efforts.
- Le cyclo-ergomètre est une activité de loisirs pouvant être réalisée au domicile ou en kinésithérapie. Il s'adapte à tous les handicaps, un membre inférieur fort pouvant entraîner un membre inférieur plus faible.
- Le cyclo-ergomètre à bras est un outil de rééducation qui permet de relancer l'adaptation cardio-vasculaire grâce aux membres supérieurs quand les membres inférieurs sont trop faibles.
- Le vélo elliptique sollicite l'ensemble du corps, en charge et sans choc.
- Le wave sollicite davantage les fessiers tout comme les stabilisateurs médiaux des genoux.
- Le stepper a pour avantage, en fonction de la vitesse et de l'intensité des mouvements, de permettre de travailler soit en endurance (résistance faible) soit en force (résistance augmentée).
- La presse allongée peut être utilisée aussi chez les patients à handicap sévère car on peut facilement faire varier la charge et la vitesse d'exécution des poussées.
- La chaise à ischio-jambiers et la chaise à quadriceps : la spasticité prédominant sur les extenseurs et le déficit sur les ischio-jambiers, on privilégie le renforcement de ces derniers.
- Le cyclo-ergomètre avec assistance des membres inférieurs ou supérieurs est utilisé en cas de handicap sévère. Il peut se faire en actif ou en passif. Le travail actif permet de travailler les voies aérobies directement ou par un travail intermittent anaérobie. Le travail passif, plus ou moins alterné avec du travail actif, permet un entretien articulaire et musculaire.
- La verticalisation se fait sous 3 modes : actif, soutenu et passif à moduler en fonction de l'état clinique. Parfois chez un patient marchant, nous introduisons précocement ces différents types de verticalisation pour augmenter le temps de position verticale et les effets bénéfiques de celle-ci.
- La balnéothérapie permet de reproduire l'ensemble des éléments réalisés à sec en allant du travail contre résistance jusqu'au travail passif. Le choix de la température est important en raison de ses conséquences sur la spasticité et la fatigue. Le thérapeute restera bien sûr vigilant sur la nécessité d'un temps de récupération après la séance. Rappelons qu'au coût énergétique lié à l'activité de balnéothérapie s'ajoute celui de la douche et de l'habillement.

De plus, nous avons mis en place un “atelier neuro” accueillant en groupe les patients neurologiques. Le principe est, pendant une période de 30 à 40 minutes, de répéter 3 exercices fonctionnels de 5 minutes maximum, 2 à 3 fois par semaine pendant environ 4 à 6 semaines. Le temps de repos est adapté à chaque patient, celui-ci pouvant être le double du temps de travail.

Nous avons mis en place une fiche d'évaluation de sept items : le test des 10 mètres, le test des 6 minutes, l'équilibre postural debout (EPD), le temps pour monter et descendre 13 marches d'un escalier, le temps pour se lever à partir d'une chaise et à partir d'une position allongée. Le patient est réévalué à la fin du cycle.

Différents exercices sont proposés comme l'assis-debout, la triple flexion active du membre inférieur devant un espalier ou lors de passages d'obstacles, la marche fessière, ainsi que des exercices d'équilibre et de relever du sol.

AIDE AU CHOIX DES EXERCICES EN FONCTION DE L'EDSS

Pour optimiser et pérenniser les résultats du programme d'activités physiques initié en centre de rééducation, celui-ci doit être poursuivi par le patient après sa sortie. Il est donc important que l'équipe l'aide à s'approprier ce programme par un choix éclairé des différents exercices possibles. Nous avons choisi la présentation sous forme de tableaux (tableaux 2, 3, 4) de certaines activités adaptées en fonction de l'EDSS, de leur intérêt, du rythme qui nous semble le plus approprié ainsi que les critères de suivi que nous utilisons.

INFORMATION DU PATIENT ET DE SON ENTOURAGE

Une bonne connaissance de sa maladie peut aider le patient a mieux gérer fatigue, thermosensibilité, spasticité et troubles associés. Ainsi les troubles urinaires, importants facteurs limitant l'activité physique nécessitent des explications précises quant à la répartition des apports hydriques qui devront être répartis tout au long de la journée et non avant le sport.

L'éducation peut se faire individuellement ou en groupes de discussion modérés par un professionnel de santé de façon à échanger des expériences et des stratégies, proposer ou renforcer des éléments éducatifs communs, rompre l'isolement et permettre à l'individu de prendre confiance en ses capacités [23]. Ce soutien peut aussi être obtenu auprès des associations et de leurs sites internet ainsi qu'auprès des écoles de la SEP comme celle mise en place par l'APF ou l'ARSEP.

Il existe aussi des réseaux [i4], certains participant à l'éducation thérapeutique [i5].

CONCLUSION

L'importance du maintien des capacités physiques malgré l'évolution potentielle de la maladie et le vieillissement n'est plus à démontrer. En effet, la sollicitation du système neuromusculaire contribuant à lutter contre la sédentarité améliore la fatigue, les capacités

Tableau 2

Activités physiques	EDSS	Type de travail, intérêts	Posologie conseillée	Critères de suivi
Course	0 à 2.5	Aérobie principalement Parfois anaérobie	Individuelle Raisonnée 3/sem	Temps Distance parcourue
Wave	0 à 3.5	Travail aérobie et/ou anaérobie Travail des plans postéro-latéraux de hanche Travail en charge et sans onde de choc	3/sem	Puissance Vitesse Distance Calories
Vélo elliptique	0 à 3.5	Travail aérobie et/ou anaérobie Travail de l'ensemble du corps Travail en charge et sans onde de choc	3/sem	Puissance Vitesse Distance Calories
Stepper	0 à 3.5	Travail aérobie et/ou anaérobie Travail des quadriceps et des grands-fessiers Travail en charge	3/sem	Puissance Vitesse Distance Calories

physiques, la protection contre les maladies chroniques courantes et la qualité de vie tout en stimulant la plasticité cérébrale.

Nous pensons qu'une prise en charge en centre, quelles qu'en soient les modalités, permet de lutter contre les croyances, d'évaluer et d'établir des programmes individualisés et adaptés. Nous y associons un travail de groupe dans des "ateliers neuro" réunissant des patients aux pathologies neurologiques diverses. Cette double prise en charge, par la mise en valeur des possibilités et des progrès réalisés et par l'émulation créée par le travail en groupe, permet au patient de retrouver une dynamique positive.

Une information éclairée initiée au centre permet de donner au patient les connaissances et les moyens nécessaires à la poursuite de l'activité physique et des bienfaits qu'elle apporte.

De plus, un bilan pluri-disciplinaire lors d'une hospitalisation en hôpital de jour nous semble nécessaire, permettant de proposer un séjour de relance de l'activité physique avec des objectifs précis.

Tableau 3

Activités physiques	EDSS	Type de travail, intérêts	Posologie conseillée	Critères de suivi
Marche	0 à 6.5	Travail aérobie Travail fonctionnel Plaisir Vie sociale	Quotidien 30 min minimum si possible	Test des 10 m Test des 6 min Podomètre
Escaliers	0 à 6.5	Travail anaérobie Sollicitation musculaire en concentrique et excentrique Travail des psoas Travail fonctionnel Reproductible à la maison	Quotidien si possible	Nb de marches montées et descendues Aides utilisées
Cyclo-ergomètre ou vélo d'appartement	0 à 6.5	Travail aérobie en endurance Travail anaérobie (renforcement musculaire des membres inférieurs) Reproductible à la maison	3/sem	Puissance Vitesse Distance Calories
Presse allongée	0 à 6.5	Travail aérobie et anaérobie, renforcement musculaire des extenseurs des Mb inf en concentrique et/ou en excentrique	3 à 5/sem	Poids Vitesse Répétitions
Chaise à IJ et/ou à Q	0 à 6.5	Travail anaérobie Travail analytique spécifique de l'effecteur et en particulier des IJ souvent déficitaires	2 à 3/sem	Poids Vitesse Répétitions Crampes
Atelier neuro	0 à 7.5	Travail aérobie et anaérobie Neuro-plasticité Exercices fonctionnels Activité de groupe	2 à 3/sem	Constantes
Cycloergomètre à bras	0 à 7.5	Travail aérobie via un travail intermittent anaérobie (interval training) Travail des membres supérieurs	3 à 5/sem	Puissance Vitesse Distance Calories

Tableau 4

Activités physiques	EDSS	Type de travail, intérêts	Posologie conseillée	Critères de suivi
Cyclo-ergomètre avec assistance ou résistance	3.5 à 9	Travail aérobie Travail intermittent anaérobie (interval training)	3 à 5/sem	Niveau de résistance ou d'assistance Vitesse Durée Distance Calories
Verticalisation active	6.5 à 8	Travail anaérobie (Q...) Travail du transfert assis-debout Travail de l'équilibre	3 à 7/sem	Progression dans les aides Les répétitions
Verticalisation soutenue : Verticalisateur Fauteuil verticalisateur	6.5 à 8	Entretien des fonctions vitales Sollicitation des érecteurs du rachis	Quotidien voire bi-quotidien 30min/séance	Constantes Durée
Verticalisation passive : Plan incliné Fauteuil roulant électrique-verticalisateur	8 à 9	Entretien des fonctions vitales	Quotidien 30min/séance Fractionnable si nécessaire	Constantes Durée
Balnéothérapie	0 à 9	Travail aérobie et anaérobie analytique et/ou globale gestion de la vitesse et donc de la résistance apesanteur	1 à 5/sem 20 à 45 min	Thermosensiblité Douche froide à la sortie

RÉFÉRENCES

[1] INSERM "Activité physique, contextes et effets sur la santé", 2008.

[2] KERDONCUFF V, DURUFLE A, LE TALLEC H, LASSALLE A, PETRILLI S, NICOLAS B, ROBINEAU S, EDAN G, GALLIEN P. "Activité sportive et sclérose en plaques". *Annales de réadaptation et de médecine physique, 2005.*

[3] KENT, BRAUN JA "Post exercice phosphocreatinin resynthesis is slowed in Multiple Sclerosis.muscle nerve". *Muscle Nerve: 1994; 17: 835-41.*

[4] PETAJAN JH, GAPPMAIER E, WHITE AT, SPENCER MK, MINO L, HICKS R. "Impact of aerobic training of fitness and quality of life in multiple sclerosis. *Ann. Neurol 1996; 39: 432-41.*

[5] PONICHTERA-MULCARE JA *et coll.* "Change in aerobic fitness of patients with Multiple Sclerosis during a 6 months training program". *Sports Med Training Rehab 1997;7: 265-72.*

[6] WHITE, MAC COY "Resistance training improves strength and functional capacity in persons with multiple sclerosis". *Multiple Sclerosis, 2004 ; 10 : 668-74.*

[7] THOMPSON A. "Neurorehabilitation in multiple sclerosis: foundations, facts and fiction". *Curr Opin Neurol. 2005 Jun ;18(3): 267-71.*

[8] HEESEN C, ROMBERG A, GOLD S, SCHULZ KH "Physical exercise in multiple sclerosis: supportive care or a putative disease-modifying treatment". *Expert Rev Neurother. 2006 Mar; 6(3): 347-55.*

[9] DETTMERS C, SULZMANN M, RUCHAY-PLÖSSL A, GÜTLER R, VIETEN M. "Endurance exercise improves walking distance in MS patients with fatigue". *Acta Neurol Scand 2009: 120: 251-7.*

[10] AMARENCO G, RAIBAUT P, HUBEAUX K, JOUSSE M, SHEIKH ISMAEL S, LAPEYRE E. "Dysautonomie et troubles urinaires au cours de la SEP. Etude clinique, urodynamique et cardiovasculaire". *Progrès en urologie (2013) 23, 1505-10.*

[11] PEPIN EB, HICKS RW, SPENCER MK, TRAN ZV, JACKSON CG. Pressor response to isometric exercise in patients with multiple sclerosis. *Med Sci Sports Exerc 1996; 28: 650-60.*

[12] PONICHTERA-MULCARE JA. "Exercice and multiple sclerosis". *Med Sci Sports Exerc 1992; 25: 451-65.*

[13] JOUBREL I, NICOLAS B, ROBINEAU S, DE CROUY AC, EDAN G, BRISSOT R, GALLIEN P. Évaluation isocinétique de la flexion-extension du genou chez les patients ambulatoires atteints de sclérose en plaques. *Ann Réadaptation Med Phys 2000 :43 :138-44.*

[14] GALLIEN P. Revue de la littérature. *Annales de Médecine Physique et de Réadaptation Juillet 2007.*

[15] SCHAUF CL, DAVIS FA. Impulse conduction in Multiple Sclerosis: a theoretical basis for modification by temperature and pharmacological agents. *J Neur Neurosurg Psy 1974; 37: 152-61.*

[16] PETRILLI S, DURUFLE A, NICOLAS B, ROBINEAU S, KERDONCUFF V, LE TALLEC H, LASSALLE A, GALLIEN P. Influence des variations de la température sur la symptomatologie clinique dans la sclérose en plaques : étude épidémiologique. *Annales de réadaptation et de médecine physique, Volume 47, n° 5, pages 204-8 (juin 2004).*

[17] BÉTHOUX F. Fatigue et SEP. *Ann Réad Méd Phys 2006. 49: 265-71.*

[18] TIFFANY J, BRADLEY MD, RONALD D, CHERVIN MD. Fatigue in multiple sclerosis: Mechanisms, evaluation and treatment. *Sleep, Vol 33, N° 8, 2010.*

[19] JP BLETON Les douleurs de la SEP, *KS n° 407-8 janvier & février 2001.*

[20] ALTINTAS A, DEMIR T, IKITIMURT HD, YILDIRIM N. Pulmorary function in multiple sclerosis without any respiratory compliants, *Clin Neurol Neurosurg. 2007 Apr; 109(3): 242-6.*

[21] BROCHET B. Principales échelles utilisées en pratique neurologique courante : sclérose en plaques. *Encycl Méd Chir (Editions Scientifiques et Médicales Elsevier SAS, Paris, Neurologie, 17-035-A-81, 2001, 9 p.*

[22] DE MORAND A. Chapitre 2. Le patient atteint de sclérose en plaques; In: Pratique de la rééducation neurologique. Issy les Moulineaux: *Elsevier Masson, 2010: 340, 215-97.*

[23] SOCIÉTÉ CANADIENNE DE LA SEP Quelques trucs pour la conservation d'énergie, à l'intention des personnes atteintes de SEP.

[24] MARTIN R, CLÉMENÇON M. Physiologie cardiorespiratoire du mouvement, *EMC –Kinésithérapie-Médecine physique - Réadaptation, 2014.*

[25] MERKELBACH S, DILLMANN U, KÖLMEL C, HOLZ I, MULLER M. "Cardiovascular autonomic dysregulation and fatigue in multiple sclerosis" ; *Mul Scler. 2001 oct; 7(5): 320-6.*

[26] GALLIEN P, Revue de la littérature. *Annales de Médecine Physique et de Réadaptation, Juillet 2007.*

[27] ANTONELLO M. DELPLANQUE D. Comprendre la kinésithérapie respiratoire. *Scolaire /Universitaire. 10/2009.*

[28] BASSE H, COUSIN F, LARRONDE F, ROCA Y. "Fatigue et kinésithérapie dans le cadre de la sclérose en plaques", *KS 2012 ; 530 :13-19.*

[29] ROBINEAU S *et coll.* Renforcement musculaire isocinétique excentrique des ischiojambiers chez des patients atteints de sclérose en plaque. *Ann Réad Méd Phys 2005; 48: 29-33.*

[i1] HEINZLEF O. Combattre les idées reçues sur la SEP. *http://www.la-sep-bouge.fr/brochures-a-telecharger/combattre-les-idees-recues-sur-la-sep.html.*

[i2] SOCIÉTÉ CANADIENNE DE LA SCLÉROSE EN PLAQUES, Bien vivre avec la SEP- Prise en charge de la fatigue. *(www.scleroseenplaques.ca).*

[i3] GALIEN P. Activité et réentraînement à l'effort. *Entretiens de Garches 2014. www.handicap.org.*

[i4] http://www.ligue-sclerose.fr/Liste-Reseaux.

[i5] http://comite-sep.doomby.com/pages/que-faire/pour-nous-aider/education-therapeutique.html).

Activité physique au quotidien et sclérose en plaques

N. Chergui, P. Dumas, M. Bouvry, E. Brunaud, J. Floriat, M.-A. Le Corre, V. Riol, V. Zingale, V. Salvator-Witvoet

INTRODUCTION

L'activité physique (AP) a été longtemps déconseillée chez les patients atteints de sclérose en plaques (SEP) au motif qu'elle augmentait la fatigabilité et aggravait les déficiences neurologiques.

Actuellement toutes les données de la littérature [1-4] s'accordent à reconnaître que l'AP dans toutes ses dimensions (activité de la vie quotidienne, pratique sportive et activité de loisirs), permet le maintien des capacités fonctionnelles (par l'augmentation des capacités énergétiques et la diminution du seuil de fatigue) et du lien social.

Les promoteurs de l'AP chez les patients SEP sont essentiellement belges, suisses et canadiens [5-7]. Les études de la littérature rapportent les résultats de leurs programmes qu'il convient d'adapter à nos pratiques françaises. Ainsi Cécile Donzé, médecin spécialiste en MPR dans le nord de la France, propose de nombreuses activités physiques possibles et leurs adaptations pour les réaliser en situation de handicap [8].

QUELLES SONT LES RÈGLES À RESPECTER LORS D'UNE ACTIVITÉ PHYSIQUE ?

Nous ne ferons que rappeler les recommandations de l'ensemble des équipes qui promotionnent l'activité physique chez les patients SEP [9, 10] :

- Choisir une AP plutôt d'endurance (aérobie) adaptée à la condition physique de chacun, au stade de la maladie (EDSS) et à la forme du jour ;
- L'intensité des exercices aérobie doit être modérée (parler doit être possible pendant l'AP) ;
- Savoir doser son effort pour éviter le phénomène d'Uhthoff (augmentation passagère d'un symptôme liée à l'élévation de la chaleur corporelle due à l'effort physique) à ne pas confondre avec une poussée de la maladie ;
- Aucune fréquence n'est réellement reconnue : on peut conseiller 30 mn d'activité aérobie 2 fois par semaine ;
- Des séances de renforcement musculaire peuvent être associées aux activités aérobies 2 fois par semaine ;
- Renoncer à la pratique sportive lors d'une poussée de la maladie ;
- Hydratation : prendre une douche froide ou fraîche avant et après la séance d'AP, privilégier les salles bien ventilées, éviter de faire du sport par temps chaud, boire avant pendant et après les séances ;
- Faire des exercices d'étirements doux avec maintien de la position pendant 30 secondes en fin de séance.

Ce sont des conseils de bon sens mais qu'il faut savoir rappeler aux patients lors de la mise en place d'une AP.

QUE PROPOSE-T-ON COMME TYPE D'ACTIVITÉ PHYSIQUE AUX PATIENTS ATTEINTS DE SEP ?

Les activités proposées concernent essentiellement les activités sportives. Aucun sport n'est contre-indiqué.

Voici des exemples d'activités sportives adaptées :

- *Pour le travail en endurance :* vélo, jogging adapté, marche nordique, natation, longe-côte, randonnées, ergo-cycle d'appartement, ski de fond, aviron, canoë.
- *Pour développer la force musculaire :* renforcement musculaire dans les salles de fitness, aquagym.
- *Pour améliorer l'équilibre :* tennis de table, course d'orientation adaptée, escalade, tennis.
- *Pour travailler la coordination :* équitation, danse, planche à voile.
- *Pour développer ses capacités de concentration et de relaxation :* yoga, Feldenkrais, tai-chi, judo et tir à l'arc.

Bien évidemment elles seront proposées :

En fonction du handicap (EDSS)

Pour Cécile Donzé et Marc Alexandre Guyot [11], les patients sont généralement confrontés à un déconditionnement à l'effort. Il convient donc de privilégier 2 types d'exercices :

- *Le réentraînement à l'effort (REE) :* travail global qui favorise endurance et tolérance à l'effort. Il se déroule en 3 phases : échauffement, travail et récupération active. Le REE est efficace sur le handicap (maintien des capacités), peu sur les déficiences et est bénéfique pour les patients avec un EDSS< 6.
- *Le renforcement musculaire contre résistance (RM) :* Cible un groupe musculaire. Ce type d'exercice augmente la force musculaire, les capacités fonctionnelles, la souplesse, la marche ainsi que la confiance en soi et l'humeur. Il convient aux patients avec EDSS faible.

Dans la conférence "SEP et Sport" lors des 4e journées de la SEP 2010 [11], Cécile Donzé a proposé les recommandations suivantes en fonction du score EDSS (tableau 1) :

En fonction des déficiences :

- *Formes ataxiques :* sport avec changement de direction brusque : tennis squash, problèmes moteurs : ergo-cycle, gymnastique aquatique ;
- *Atteinte motrice avec raideur :* privilégier les activités qui réduisent la charge articulaire : natation, marche en piscine ;

Tableau 1 : Recommandations en fonction du score EDSS

Niveau d'EDSS	Troubles	Recommandations
EDSS 0 – pas de handicap	Pas de fatigabilité	Pratiquer des exercices combinés REE et RM
EDSS faible	Fatigabilité, troubles mineurs de l'équilibre, thermo-sensibilité	REE/RM contrôlé, possibilité de cryothérapie préalable, pas de surentraînement, sport supervisé
EDSS moyen	Périmètre de marche limité, spasticité, parésie des membres inférieurs, ataxie, troubles de l'équilibre	REE adapté au déficit, marche nordique, ergométrie des membres inférieurs et supérieurs, RM des muscles cibles, aquagym
EDSS sévère	Perte d'autonomie, marche quasi-impossible	Entretien musculaire, RM orienté vers les muscles utilisés dans la vie quotidienne, étirements, yoga, mobilisation passive sur appareils actifs

- *Troubles de l'acuité visuelle :* vélo en tandem : relaxation, yoga, tai-chi [4] ;
- *Spasticité, faiblesse musculaire :* natation, gymnastique, jeu de ballon léger, équitation ;
- *Troubles de la motricité fine :* natation, gymnastique dans l'eau, équitation ;
- *Equilibre et coordination :* vélo sur terrain plat ou homo traîner, gymnastique rythmique, exercices avec appareils, équitation ;
- *Troubles de la sensibilité :* jeux sur sol mou (matelas, tapis, sable, herbe), jeu de ballon avec balles structurées ;
- *Hypersensibilité à la chaleur :* natation, gymnastique dans l'eau moins de 26 °C.

En fonction de leur niveau de capacité de mobilité (ambulatoire ou en fauteuil roulant) [12] :

- Patients ambulatoires :
  .Exercices aérobies : marche, vélo, danse, natation ou aquagym, sport d'équipe ou jeux actifs avec ses amis.
  .Renforcement musculaire avec poids ou bandes élastiques ou sur appareils de musculation.
- Patient en Fauteuil roulant :
  .Exercices aérobies : entraînement sur ergo-cycle à bras ou à jambes, déplacements en fauteuil, natation ou aquagym, jeu vidéo actif (WII).
  .Renforcement musculaire par poids libres ou appareils de musculation, avec bandes élastiques.

Le yoga, tai-chi, les exercices de pilate et les étirements sont conseillés pour toute forme de SEP. Ces activités développent aussi la concentration et l'équilibre.

En fonction des capacités adaptatives et du plaisir des patients :

Se rappeler que faire une AP doit être source de plaisir et doit renforcer l'estime de soi et la confiance en soi.

QUELS SONT LES FREINS À LA PRATIQUE D'UNE ACTIVITÉ PHYSIQUE POUR LES PATIENTS ATTEINTS DE SEP ?

En 2013, E. Four [13] a évalué les freins à la pratique de l'AP chez des patients SEP ayant un handicap de faible à modéré : il s'agissait d'une étude qualitative à travers des entretiens semi-dirigés auprès de sept patients. L'auteur identifiait des motifs différents selon l'habitude des sujets à pratiquer ou non une activité physique régulière : Chez les patients sédentaires les freins étaient principalement les difficultés physiques liées à la maladie (équilibre, troubles visuels, manque de force et douleurs aux membres inférieurs), le manque de confiance, la crainte du regard de l'autre ; chez les patients actifs, les freins personnels dominaient, comme le manque de temps, les croyances sur le caractère délétère d'une AP sur leur maladie, le manque de motivation et la contrainte de la gestion du temps. Les dénominateurs communs aux deux groupes restant la fatigue+++ et le souci de l'apparence physique. Les obstacles financiers et environnementaux étaient rapportés en second.

Dans son étude en 2011, Kayes [14] rapporte comme barrières principales à la pratique d'une AP le manque de conseils et d'informations de la part des professionnels, les problèmes d'accessibilité aux sites sportifs, mais aussi le manque de motivation. Comme pour E. Four, le manque de temps, le coût et l'absence de plaisir sont des facteurs secondaires chez les patients actifs.

En 2008, Borkoles [15] a évalué les craintes des patients SEP à fréquenter une salle de sport [12], le frein étant la peur d'être encadré par des professionnels qui ne connaissent pas leur pathologie.

L'équipe de Cécile Donzé et Patrick Hautcoeur [16] a évalué le niveau d'activité physique de 132 patients avec un EDSS de 5,5 ; sur 70 % qui pratiquaient une AP avant la maladie, 46,3 % avaient arrêté après l'annonce du diagnostic ; le motif de l'arrêt de l'AP était la peur de la fatigue ou la peur d'aggraver la maladie, 68,4% reprenaient une activité après une consultation multidisciplinaire adaptée.

COMMENT FAIRE FACE AUX FREINS ET FACILITER LA PRATIQUE D'UNE ACTIVITÉ PHYSIQUE ?

Pendant la période d'hospitalisation, les patients sont pris en charge en encadrement pluridisciplinaire et apprécient le "coaching" des thérapeutes, mais une fois sortis du circuit de soins, ils se retrouvent face à la réalité du quotidien et seuls devant leur handicap. C'est le plus souvent une des raisons de l'abandon d'une AP.

Ils ont comme alternative aux soins hospitaliers une rééducation en kinésithérapie de ville. Certains conseils et informations leur sont parfois donnés sur les réseaux SEP, les associations de malades, les propositions ou orientations vers des AP sportives ou autres, mais cela suffit-il ? Peut-on pour autant dire qu'on leur a donné tous les outils pour se maintenir dans une dynamique d'auto-prise en charge ?

En tenant compte des freins avancés par les patients eux-mêmes, quelle attitude optimale devrait adopter l'équipe soignante pendant le séjour du patient au centre pour l'aider dans sa démarche vers une AP :

- Informer sur les bénéfices réels de l'AP en cas de handicap ;
- Fixer des objectifs clairs en s'inspirant du programme canadien : **1)** diminuer la fatigue ; **2)** accroître la mobilité ; **3)** améliorer certains aspects de la qualité de vie ;
- Faire tomber les croyances inexactes ;
- Essayer de construire un programme personnalisé pour obtenir l'adhésion du patient : exercices de départ, progression, auto-évaluation ;
- Exploiter si besoin les nouveaux outils technologiques tels que podomètres, capteurs d'activité, applications sur smartphone...
- Accompagner si possible le patient dans les premières séances d'AP pour rassurer non seulement le patient mais aussi sensibiliser l'éducateur sportif et l'impliquer dans l'équipe autour du malade ;
- Se mettre en relation avant la sortie du patient avec les associations capables de l'accueillir ;
- Superviser les premières séances d'AP ;
- Donner les informations sur les possibilités de se rendre aux activités : accessibilité, transports ;
- Savoir motiver les patients par le témoignage d'autres malades déjà investis mais aussi déculpabiliser quand l'activité sportive n'est pas une priorité, l'activité physique ne se résumant pas au sport !

Et pourquoi ne pas imaginer une plateforme régionale en Ile-de-France regroupant les centres d'intérêt des patients ?

D'autres idées sont certainement à inventer et c'est la force du groupe que de se stimuler pour créer des réseaux et partenariats : l'expérience récente de l'équipe nantaise présentée en poster lors du congrès de la SOFMER à Reims en 2013 va dans le sens de la création d'un réseau d'associations sportives permettant l'accueil de patients atteints de SEP dans les pays de la Loire. Cette démarche de recherche de partenariat a pour finalité essentielle d'éviter l'abandon de toute AP débutée en hospitalisation.

INFORMATIONS PRATIQUES ET UTILES

Vouloir faire une activité physique quand on a un handicap relève souvent du "parcours du combattant".

Voici par exemple une proposition d'informations pratiques à donner aux patients :
"Nous avons regroupé un certain nombre de liens pour essayer de répondre au mieux à toutes vos interrogations (où ? quoi ? Comment ?) et ainsi vous donner la possibilité de pouvoir vous épanouir dans des activités physiques sportives et ludiques.
Chacun peut ainsi choisir en fonction de ses envies !"

Fondation AFSEP (association française des sclérosés en plaques) : www.afsep.fr (05 34 55 77 00).

Ligue française contre la sclérose en plaques : www.ligue-sclerose.fr Site d'information avec fiche maladie détaillée.

Site d'information de l'APF sur la SEP : www.sclerose-en-plaques.apf.asso.fr/spip.php?rubrique142.

Fondation pour l'aide à la recherche sur la SEP : www.arsep.org/fr/114-activite-physique.html

En Ile-de-France : 2 réseaux SEP :
- *Réseau SEP Ile-de-France Ouest :* www.sepouest.fr (01 39 21 81 30)
- *SINDEFI SEP* (01 58 43 39 00) www.sindefi.org coordination @sindefi.org
  Immeuble Créteil expansion - 9/11, rue Georges Enesco 94000 Créteil réseau SEP et maladies inflammatoires du système nerveux Ile-de-France. Groupe de relaxation.

www.jaccede.com : site où sont répertoriés les lieux accessibles pour les personnes à mobilité réduite (cinéma, hôtel, bibliothèque, musées, gymnase…)

Livret : "Vivre son handicap à Paris" édité par la mairie de Paris téléchargeable sur www.paris.fr/handicap.

Autre site sur les actualités d'Activité physique chez le patient SEP : www.la-sep-bouge.fr

Trott'Autrement : www.trottautrement.org équitation dans le 77 et 94.

Handi guide des sports : www.handiguide.sports.gouv.fr site où sont répertoriés les activités physiques ouvertes à un public handicapé (en fonction de son handicap, lieux de pratique et son activité sélectionnée). Ces associations sont mixtes, personnes valides avec personnes souffrant de handicap.

Handi sport : www.handisport.org - 42, rue Louis Lumière 75020 (01 40 31 45 00)

Siel bleu : www.sielbleu.org (06 98 02 83 10 (Melody Pacallet : 19, rue Mercoeur 75011 Paris)) association sport initiative et loisir encadré par des APA, relaxation, jeux de ballon, gym douce, atelier équilibre…

Bien être à Paris : www.paris-yoga.org (06 98 18 57 17)

Association accueillant des personnes souffrant de handicaps physiques à travers le chi kong, le tai chi chuan, le yoga, la relaxation, la respiration et les activités culturelles.

Yoga Kundalini : salle des sports de Ménilmontant -114, rue de Ménilmontant - 75020 Paris

Hatha yoga et chi kong et tai shi chuan : église Saint Germain-de-Charonne – 124, rue de Bagnolet - 75020 Paris

Site de la mairie Paris XIII : www.paris13.mairie.fr qui répertorie les associations sportives pouvant accueillir des personnes souffrant de handicaps.

Person images : www.personimages.org ateliers proposés à des personnes souffrant de handicaps. Basés sur l'expression artistique (danse, mosaïque, peinture, théâtre, poterie…)

Sites et références étrangers (expériences innovantes)

- www.scpe.ca/directives au Canada
- www.multiplesklerose.ch en Suisse
- www.ms-sep.be en Belgique

Discutez des activités physiques sur facebook et sur Twitter ou sur www.carenity.com 1er réseau social francophone proposant une communauté dédiée à la SEP (partage d'expériences et de témoignages).

Pour vous aider dans vos déplacements :

- *Association des paralysés de France :* www.apf.asso.fr
- *PAM (paris aide à la mobilité) :* www.pam-info.fr si vous avez une carte d'invalidité à 80 %
- *Association Cemaforre :* www.cemaforre.asso.fr
- *APCH :* www.apc-handicap.org
- *Infomobi.com :* service d'informations sur l'accessibilité des transports en Ile-de-France pour les patients handicapées
- *Paris info tourisme :* www.parisinfo.com qui propose 2 compagnies de taxis parisiens adaptés aux personnes à mobilité réduite
- *Des bénévoles voisins, amis ou autres.*

Ce n'est pas une liste exhaustive. Il existe sûrement d'autres associations à découvrir ; mais cela peut vous aider dans votre recherche...

En vous engageant dans la pratique d'une activité sportive, vous continuez à être acteur de votre vie, alors à vous de jouer maintenant ! C'est votre défi contre la maladie...

CONCLUSION

La SEP est certes une maladie irréversible et imprévisible dans son évolution ; toutefois, on peut limiter le déconditionnement à l'effort lié à la perte progressive d'autonomie par le maintien d'une AP régulière. L'idée reçue qu'une personne atteinte de SEP ne doit pas faire d'efforts est une idée fausse qu'il faut combattre.

Au mieux cette AP doit comporter des exercices aérobies et du renforcement musculaire adapté aux capacités. Bien évidemment, il faudra respecter des règles de bonne pratique pour rendre cette AP adaptée au patient (déficiences, niveau des capacités, adaptations, et motivation...) et faciliter son adhésion au programme.

Outre les bénéfices reconnus de l'AP en général, chez le patient SEP elle permet aussi de réduire la sensation de fatigue, de conserver la mobilité, d'éviter le repli sur soi, de créer des liens sociaux, de se sentir comme les autres et parfois même utiles aux autres (ne serait-ce qu'en donnant l'exemple).

Il est fondamental pour ces patients qu'ils puissent bénéficier de séjours courts de prise en charge en service de MPR pour réunir autour d'eux une équipe gagnante "patient-thérapeutes-éducateurs sportifs- soutiens externes" qui saura les accompagner dans une démarche pro active vers une AP ?

Pourquoi ne serions-nous pas ces "passeurs" qui aideraient les patients SEP à franchir les obstacles dont ils témoignent et ainsi à éviter l'écueil de l'abandon ?

RÉFÉRENCES

[1] PETAJAN JH, GAPPMAIER E, WHITE AT, *et al.* Impact of aerobic training on fitness and quality of life in multiple sclerosis (MS). *Ann Neurol. 1996; 39 :432-41.*

[2] STROUD NM, MINAHAN CL. The impact of regular physical activity on fatigue, depression and quality of life in persons with MS. *Health Qual Life Outcomes. 2009; 7:68.*

[3] VAN DEN BERG M, DAWE H, IZADI H. Treadmil training for individuals with MS: a pilot randomised trial. *J Neurol Neurosurg Psychiatry. 2006; 77 :531-3.*

[4] GALLIEN P, NICOLAS B, ROBINEAU S *et al.* The physical training and MS literature review. *Ann Readapt Med Phys. 2007; 50 :373-6.*

[5] www.mssociety.ca/activitephysique/index.html : Société canadienne de physiologie de l'exercice en partenariat avec la société canadienne de la Sclérose en Plaques.

[6] KÜNZLE U. Training quotidien (instructions pour se reposer, s'étirer, se mouvoir et changer de position destinées aux patients peu mobiles et leurs aides), Société Suisse de la Sclérose en plaques, 80 p. in Place à l'activité physique, Guide à l'intention des personnes atteintes de SEP, téléchargeable sur www.scleroseenplaques.ca/qc/pdf/services/Place-a-lactivite.pdf

[7] VANDEN-ABEELE, L'éducation physique et sportive adaptative des personnes avec SEP. In :Feillet R, Roncin C, éds. Le sport et le handicap. Toulouse :Erès, 2006.

[8] www.sepetsport.fr : Site spécialisé SEP et AP (vidéos, témoignages, références de sites utiles et de fédérations sportives).

[9] DALGAS U. Physical exercise and MS - Recommendation, *International MS journal. 2009; 16(1): 5-11.*

[10] DALGAS U, MS and physical exercise recommendations for the application of resistance endurance and combined training *MS. 2008; 14(1): 35-53.*

[11] Conférence "SEP et Sport" de Cécile Donzé et Marc Alexandre Guyot lors des 4e journées de la SEP 2010. Brochure téléchargeable sur www.arsep.org/library/media/other/docs_patients/sport_activit%C3%A9_physique_sept2010.pdf

[12] www.scpe.ca/directives : Directives canadiennes en matière d'activité physique

[13] E FOUR, S RATEL-PEYTAVIN. Evaluation des freins à la pratique de l'AP chez les patients porteurs d'une SEP, étude qualitative à partir d'entretiens semi-dirigés. *Lett Med Phys Réadapt 2013 ; 29 :129-37.*

[14] KAYES NM, MCPHERSON KM, TAYLOR D, SCHLUTER PJ, *et al.* Facilitators and barriers to engagement in physical activity for people with multiple sclerosis: a qualitative investigation. *Disability and Rehabilitation 2011; 33(8): 625-42.*

[15] BORKOLES E. Nicholls, the lived experiences of people diagnosed with MS in relation to exercise. *Psychology and Health. 2008; 23 (4), 427-41.*

[16] C DONZE, MA GUYOT, O AGNANI *et al.* Specific multidisciplinary consultation: adapted physical activity and MS. *MS journal. 2011 ; 17:S53-S276 (P582).*